请这样对待孩子的大脑

EL CEREBRO
DEL NIÑO
EXPLICADO
A LOS PADRES

[西]
阿尔瓦罗·毕尔巴鄂
(Álvaro Bilbao)
|
著

刘晓昊 王冬霞
|
译

机械工业出版社
CHINA MACHINE PRESS

Original title：El cerebro del niño explicado a los padres
Copyright ©Álvaro Bilbao
First published by Plataforma Editorial S.L. 2015
All rights reserved.
The simplifi ed Chinese translation rights arranged through Rightol Media（本书中文简体版权经由锐拓传媒旗下小锐取得 Email：copyright@rightol.com）

本书简体中文版通过 Rightol Media 授权北京光尘文化传播有限公司，由北京光尘文化传播有限公司与机械工业出版社合作出版发行。

本书仅限中国大陆地区发行销售。

北京市版权局著作权合同登记　图字：01-2024-5086 号。

图书在版编目（CIP）数据

请这样对待孩子的大脑 /（西）阿尔瓦罗·毕尔巴鄂（Álvaro Bilbao）著；刘晓昊，王冬霞译 . -- 北京：机械工业出版社，2025.5（2025.9 重印）. -- ISBN 978-7-111-77987-2
I . R338.2；G610
中国国家版本馆 CIP 数据核字第 202571CC43 号

机械工业出版社（北京市百万庄大街 22 号　邮政编码 100037）
策划编辑：刘利英　　　　　　　　责任编辑：刘利英
责任校对：王　捷　张雨霏　景　飞　责任印制：单爱军
保定市中画美凯印刷有限公司印刷
2025 年 9 月第 1 版第 5 次印刷
147mm×210mm·7.875 印张·1 插页·141 千字
标准书号：ISBN 978-7-111-77987-2
定价：59.80 元

电话服务　　　　　　　　　　网络服务
客服电话：010-88361066　　　机　工　官　网：www.cmpbook.com
　　　　　010-88379833　　　机　工　官　博：weibo.com/cmp1952
　　　　　010-68326294　　　金　书　网：www.golden-book.com
封底无防伪标均为盗版　　　　机工教育服务网：www.cmpedu.com

纪念特里斯坦（Tristán）
陪着父母和兄弟姐妹欢声笑语的日子，不论他现在何处。

前　言

> 人生最重要的阶段不是大学时期，而是从出生到 6 岁这个阶段。
>
> ——玛利亚·蒙台梭利[1]

孩子们总能在成年人心中唤起独特的情感。他们的一举一动、由衷的喜悦和天真无邪，对人的触动是其他任何生活体验都无法比拟的。孩子直接联结着我们内心非常特别的部分：那个曾经是孩子，现在还保持着童心的自己。近一阵子，你可能有过冲动，想在大街上唱歌，想和老板争辩，或是在雨天跳进水坑里，但是出于责任心，或是害怕尴尬，你没有那么做。和孩子在一起是一种美好的体验，在他们身边，我们能联结到自己内心非常特别的部分——一个生活中很多时候都应该保持接触的，可能是每个人最美好的部分——丢失的童真。

---

[1] 玛利亚·蒙台梭利：意大利女医学博士，蒙台梭利教育法的创始人，对全球幼儿教育产生了深远影响。——译者注

手持此书的你，可能是父母或教育工作人员，生命中有孩子相伴，因此有机会与大脑中负责欢笑、玩耍、梦想的部分建立联系。教育孩子是一项重大责任，对许多人来说，可能是一生中最重要的事。亲子关系的影响渗透到人类存在的各个层面。生物层面上，孩子是基因传递、传宗接代的种子；心理层面上，对许多人而言，养孩子满足了一种不可抑制的本能；精神层面上，见证孩子的幸福成长也是自我实现的一种。

任何父母在第一次抱起孩子的那一刻都能感受到做父母伴随着各种责任。首先是照顾孩子的责任，包括营养膳食、梳妆打扮和基本的保护。万幸有医院的助产士，祖母、外祖母也随时待命，对此种种提供理论实践指导。其次是经济责任，孩子的到来伴随着一系列开销，这让开百货商店、药房、托儿所和超市的商家们高兴不已。值得庆幸的是，经过12年左右的系统教育，你已具备了挣钱能力，识文断字，会用电脑，还能试着说说外国话，能每天坐班8小时，懂得团队合作，还在个人领域接受过专业训练。而做父母的第三项责任，也是最重要的责任，就是教育孩子。依我看，教育无非是支持孩子的大脑发展，使其日后能够自力更生、实现目标、获得自信。不过，教育说起来简单，其实有复杂的一面。在大脑发展的过程中，如何帮助孩子，多数父母并没有获得相应的训练。本质上，他们不了解大脑的基本功能、发展方式，不知道如何助其成长。任何父母都有那么一刻，感到怅然若失，迷失方向，对于如何帮助孩子在智力、情感的方方面面获得成长，感到无助不安。有时候，他们虽然自信满满地采取了行动，但这些行动可能与孩子大脑当时的需求背道而驰。

我不想误导你，也不想让你曲解父母对孩子智力和情感发展产生的影响。你的孩子天生具有一种性格，这将决定他们一生的行为方式。有的孩子内向，有的外向；有的沉着冷静，有的容易激动。同样，我们知道孩子的智力至少有50%是由基因决定的。一些研究表明，另有25%可能取决于他们社交的同学和伙伴。这导致一些专家认为父母对孩子的发展影响甚微。然而，这种说法并不正确。孩子的发展要有父母的参与，特别是刚出生的几年，没有母乳喂养、悉心照料，没有鼓励的话语和安抚的双手，孩子的智力和情感会留下无法弥补的缺陷。孩子的大脑发展依赖于家庭给予的安全、照顾和刺激。

在正确培养孩子这件事上，今天的父母拥有前所未有的机遇。我们能获得更丰富的信息，大脑研究也为我们提供了知识和实用工具，帮助孩子全面发展。遗憾的是，犯错的机会也相应增加了。实际上，在短短20年间，美国服用神经药物或精神药物的儿童数量增加了7倍。这一趋势持续上升,像野火一样在"发达"国家蔓延,如今,每9个孩子中就有一个在上学期间的某些时候受到过精神药物的影响。现实中,我们已经丢失了儿童教育的价值观,那些被科学证明对大脑均衡发展至关重要的价值观。结果,教育和儿童发展领域涌现出一批只想赚钱的企业,推出了一堆玄而又玄的大脑刺激计划,还有不少声称能培养天才的幼儿园,以及兜售所谓"专注力提升"药物的医疗企业。这些企业都基于一种普遍观点:这样的计划、刺激和治疗对大脑发展有积极作用。反之,还有一种完全不同的理论,有些父母信赖完全自然的教育方式,让孩子在没有规则、没有挫折的环境中成长。这是因为有研究显示,婴儿时期的挫折会导致情感问题,限制孩子会妨碍孩子创造潜力的发挥,而过多的奖励则会削弱孩子的自信。上述两种观点,前者认为可以通过科技改善儿童的大脑,后者认为人类只有通过探索和自由体验才能实现全面发展,两者都是错误的。实际上,大脑的运行方式并非如我们所愿,有时也并非如我们所想——它是以自己的方式运行的。

几十年来,全球神经科学家一直在努力破译支撑大脑发展的原理,探索哪些策略能最有效地帮助儿童变得更快乐,让他们更充分地发挥智力潜能。进化和遗传学研究表明,人类绝非只有善念,还有与人对立的本能。去学校操场看看就会发现,远离老师的视线,孩子们有时会以利他和互助的行为表现出慷慨的本能,有时又会表现出侵略性、支配欲之类的负面本能。若是没有父母和老师的引导，教孩子在尊重他人的前提下满足自身需求，孩子就会迷失方向。我们知道，虽然在当今看起来不太明显，其实价值观和文化的代代相传极大地促进了人类的进化，让我们变得更文明、更有爱心，这是一项大脑不能独自完成的工作，需要父母和老师的细心培养。

大脑发展的其他研究数据显示，早期刺激对健康儿童的智力没有影响。根据这类研究，唯一能证实的是：在生命诞生的头几年，儿童更有可能发展出所谓的绝对音感，或是具备像学母语一样学习音乐和语言的能力。这并不意味着双语学校比非双语学校更好，特别是如果老师不是母语者，孩子习得的语言就会带有口音，达不到绝对音感。在这个意义上，让孩子们观看原声电影，置身国外的语言环境，或者每周上几节由母语老师教授的外语课，比如英语，可能更有益。此外，我们知道观看《小小爱因斯坦》这样的节目，或是听莫扎特的音乐，也不会促进孩子的智力发展。听古典音乐能让孩子放松，几分钟后进行某些集中注意力的练习会更高效，仅此而已，用不了一会儿，效果就不复存在。另有确凿的证据显示，儿童接触智能手机、平板电脑和其他电子设备，会提高出现行为问题或注意障碍的风险。这些数据还表明，注意障碍无疑被过度诊断了，换言之，不少孩子正在服用实际上并不需要的精神药物。对注意障碍的过度诊断还只是冰山一角，制药公司不但没有对此负责，还利用了许多家庭的教育环境。父母工作时间长，对孩子缺乏关注、耐心和约束，再加上智能手机、平板电脑的出现，都或多或少地造成了注意障碍和儿童抑郁症的激增。

许多所谓的"奇迹"课程号称能提高儿童智力，但经科学检验，效果并不显著。究其失败的原因，可能大多是力主加快大脑发展的天然进程，认为发展得越早，就发展得越好。但大脑发展的过程不可以随意加速。就像转基因番茄几天内成熟、达到"理想"大小和色泽，却失去了原本的口感一样，大脑在压力下发展，急于跳过某些阶段，也可能失去部分内在品质。比如同理心、耐心、安全感和爱，这些品质都不能在温室里"催熟"，得慢慢成长，需要父母耐心等待孩子在准备好的时刻结出最美的果实。这就是为什么神经科学在儿童大脑发展方面的重要发现，往往停留在看似简单的方面，比如孕期和婴儿时期食用水果和鱼类的积极影响，把宝宝抱在怀里对身心的好处，亲情对儿童智力发展的作用，或者母子间对话在记忆和语言发展中的重要性，这些都彰显了基本要素对大脑发展的关键作用。

关于大脑，实际上有很多知识能够指导各位爸爸妈妈，遗憾的是他们对此浑然不知。我希望向你揭示如何积极引导孩子的大脑发展。无数研究表明，大脑具有极强的可塑性，父母的策略得当，孩子的大脑就能均衡发展。因此我收集了相关的基本原理、实用工具和实操技巧，帮你成为孩子智力、情感发展的最佳引路人。有了这些知识，你不仅能提升孩子的智力和情感技能，还能让孩子远离注意力障碍、儿童抑郁症、行为问题之类的成长烦恼。我深信，掌握儿童大脑发展的基本知识，对想要运用这些知识的家长大有裨益。相信本书记录的知识、策略和经验能让你获得更好的育儿体验。更重要的是，通过探索儿童大脑的奇妙世界，愿你能找回失落的童心，更好地理解孩子，培养出更好的孩子，也成为更好的自己。

致 谢

感谢我的父母和岳父岳母,他们不但把我们抚养长大,还帮忙照顾我们的孩子。同样感谢我的兄弟姐妹、叔嫂姨舅、祖父祖母、堂表兄弟,他们作为至亲,对孩子的养育是不可或缺的。

我还要向所有老师致以最诚挚的感谢和敬意,他们孜孜不倦地支持着世界各地儿童的发展。孩子是当下最大的财富,也是未来最大的希望,在我看来,照料儿童是首要任务。当父母迷失方向时,是老师用丰富的经验挖掘出每个孩子的最大潜能;当父母无法唤醒孩子的学习欲望时,是老师用热情点燃他们;当父母不在身边时,是老师用耐心和温柔给予孩子温暖。尤其感谢教我孩子的老师:阿马亚(Amaya)、安娜·贝伦(Ana Belén)、埃莱娜(Elena)、约瑟斯(Jesús)和索尼娅(Sonia)。还要感谢以前教我的老师:罗莎(Rosa)、玛丽丽（Marili）和哈维尔（Javier）。

当然还要感谢我的妻子帕洛玛（Paloma）和我们三个了不起的孩子：迭戈（Diego）、莱乐（Leire）和露西亚（Lucía）。虽然我毕生研究人类大脑，但正是我的妻儿给我的研究赋予了意义，让我深入了解孩童大脑的奇妙世界。

目 录

前 言

致 谢

第一部分　基本原理

第 1 章　让大脑全面发展的原则　/2

第 2 章　孩子就像一棵树　/4

第 3 章　活在当下　/9

第 4 章　父母必知的大脑基础知识　/15

第 5 章　达到平衡　/22

第二部分　实用工具

第 6 章　支持大脑发展的工具　/28

第 7 章　耐心与理解　/31

第 8 章　同理心　/42

第 9 章　强化规矩和正面行为　/54

第 10 章　惩罚的替代品　/70

第 11 章　平和地设定限制　/81

第 12 章　沟通　/93

第三部分　提高情商

第 13 章　培养情商　/102

第 14 章　建立联结　/105

第 15 章　自信　/116

第 16 章　无畏地成长　/128

第 17 章　坦诚直率　/138

第 18 章　种下幸福的种子　/150

第四部分　提高智商

第 19 章　智力发展　/160

第 20 章　注意力　/165

第 21 章　记忆力　/176

第 22 章　语言能力　/186

第 23 章　视觉智力　/198

第 24 章　自控力　/206

第 25 章　创造力　/215

第 26 章　适合 6 岁以下孩子使用的应用程序　/227

结束语　/228

推荐书目　/233

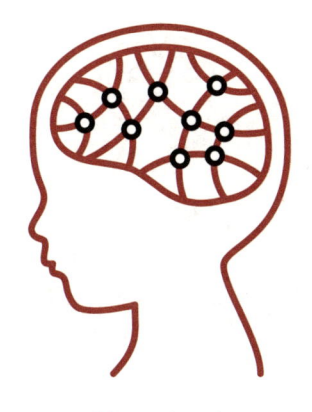

第一部分

基本原理

第 1 章

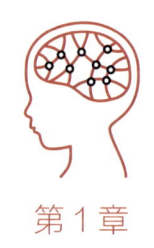

让大脑全面发展的原则

智者谋定而动,明者秉承原则。

——拉希尔·法鲁克[一]

原则是认知和解释周围世界的普适必要条件。比如重力定律是天文学的基本原则,卫生是健康的基本原则,互信则是友谊的基本原则。和我们面临的其他事务一样,教育孩子也存在一些基本原则,能指导家长在大多数情况下该做什么,往深里讲,就是指导家长在教育培养孩子的过程中如何权衡取舍每一个选择。

就像所有父母经历的那样,在孩子的漫漫成长路上,你

[一] 拉希尔·法鲁克:巴基斯坦诗人、作家。——译者注

会前前后后遇到种种抉择：有具体的琐事，比如是训斥孩子还是保持耐心，是等孩子吃完饭还是允许他们剩饭；也有需要深思熟虑的事情，比如选哪个学校，是否让孩子参加课外活动，对他们看电视、玩手机的时间持何种态度。实际上，这些决定无论大小轻重，都会左右孩子大脑的发展。因此，建立清晰、可行、牢靠的育儿原则，是大有必要的。

在本书的第一部分，我将为你介绍每位家长必须掌握的儿童大脑发展基本原则。这里有四个非常简单的概念，让你轻松理解，牢记在心。另外还有四个核心要素，帮你在孩子的智力、情感培养上做好工作。这些原则指导了我育儿，也指导了我在教育问题上如何抉择。我相信，只要你在日常生活中牢记这些原则，以后遇到孩子的教育、抚养问题，定能做出正确的选择。

第 2 章

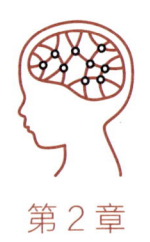

孩子就像一棵树

> 如果你选择得过且过，那么你可能余生都不会感到快乐。
>
> ——亚伯拉罕·马斯洛[一]

不知道你是否留意过刚出生的马驹、小鹿努力站立的场景。它们仅用几分钟就能站起来，跟随母亲踉跄着迈出第一步，这对我们人类而言着实有些震撼，因为人类孩子需要 1 年左右才能迈出第一步，有的甚至到了 40 岁才离开父母另起炉灶。人类新生儿需要绝对的保护。没有哪种哺乳动物需要像人类婴儿这样的保护，所以不少父母总觉得孩子特别脆弱，离不开人。孩子出生第一年确实脆弱，随后几年可能也好不

[一] 亚伯拉罕·马斯洛：美国心理学家，在人本主义心理学领域颇有建树，提出了"马斯洛需求层次理论"。——译者注

到哪儿去，不过我希望你读完本章能意识到：你的孩子和出生不久就能站起来的小鹿、斑马、马驹一样，没有本质区别。

宝宝刚出生时，虽然无法跟随妈妈离开医院，但他们能做的事非同凡响。把新生儿放在妈妈的肚子上，他们不会一动不动，而是顺着妈妈的肚子挪动，直到看见妈妈暗红的乳头，然后往上爬，直到把乳头含到嘴里。每一位家长看到这一幕都特别震撼。如果你有幸看到过，一定会深以为然。当然，每个人天生就有追求自主、幸福的内驱力，这再自然不过了。

心理学界和教育界普遍认为：人类有着全面发展的天然倾向。这同样是生物学的基本原则：所有生物都有全面发展的天然倾向。在肥沃的土壤中，只需要最少量的光和水，橡树种子就会以势不可挡的速度生长，树干变粗、枝条伸展、叶片张开，直到长成一棵粗壮的成年橡树。同样，鸟儿会长出羽毛，翅膀变得强壮，鸟喙变得灵巧，学会飞翔、抓虫和筑巢。蓝鲸会长成地球上最大的生物。如果没有阻碍，自然界中所有生物都有实现其全部潜能的天然倾向，你的孩子也是如此。首先认识到这一原则的是 20 世纪中叶的"人本主义"心理学家。当时，心理学界主要分为两大派系：一个是精神分析学派，主张人由潜意识里的欲望和需求驱动；另一个是行为主义学派，强调奖惩措施对人的行为和幸福具有决定作用。人本主义心理学之父亚伯拉罕·马斯洛认为：人类和其他生物一样，具有全面发展的天然倾向。这种全面发展对樱桃树而言，体现为每年 4 月花开，结出甜美可口的果实；对猎豹而言，体现为跑得比其他任何陆地动物都快；对松鼠而言，体现为筑巢和采集坚果，为过冬做准备。

对人类而言，实现潜能体现为获得比动植物更大的进化，而发展的原则别无二致。孩子拥有复杂的大脑，能感受、思考、发展社会关系并实现目标，他们的需求当然要比一只鸟多。人脑天然倾向于对自己和他人感觉良好，想要寻求幸福，找到存在的意义。心理学家将这一人类的终极目标称为"自我实现"，我们知道，如果满足必要条件，每个人都会朝这一目标努力。神经科学家史蒂芬·平克（Steven Pinker）对大脑进化做了深入研究，他确信努力求生、追求自由和寻找幸福是我们 DNA 的一部分。按照马斯洛的说法，对人类而言，实现潜能体现为在人群中感觉良好，对自己感到满意，达到和谐与完全满足的状态。马斯洛用需求层次结构阐明了这种发展趋势，相信你并不陌生。在此，我想分享一个针对孩子需求的版本（见图 2-1）。

如图 2-1 所示，就像一棵树的成长发育至少需要几个基本条件（根本上包括牢固的土壤、水分、阳光和生长空间）一样，孩子的大脑也存在几个基本需求。对人类而言，"牢固的土壤"指的是人身安全，即成长过程中，孩子能获得食物、休息、卫生条件，以及免于威胁和虐待的安全的家庭环境，这是第一层和第二层的需求。第三层，给大脑生长"浇水"，指的是父母宠爱孩子，提供情感上的关心和滋养，帮助孩子获得健康的自尊。第四层，正如树木需要空间生长一样，孩子需要获得父母的信任，需要父母解开束缚，否则他们会局促不安，才华和好奇心遭到压制。最后，就像树枝向着阳光伸展一样，孩子的大脑会自发地寻求刺激——那些允许他们探寻、玩耍、体察周围的人和物的刺激，从而实现全面发展。

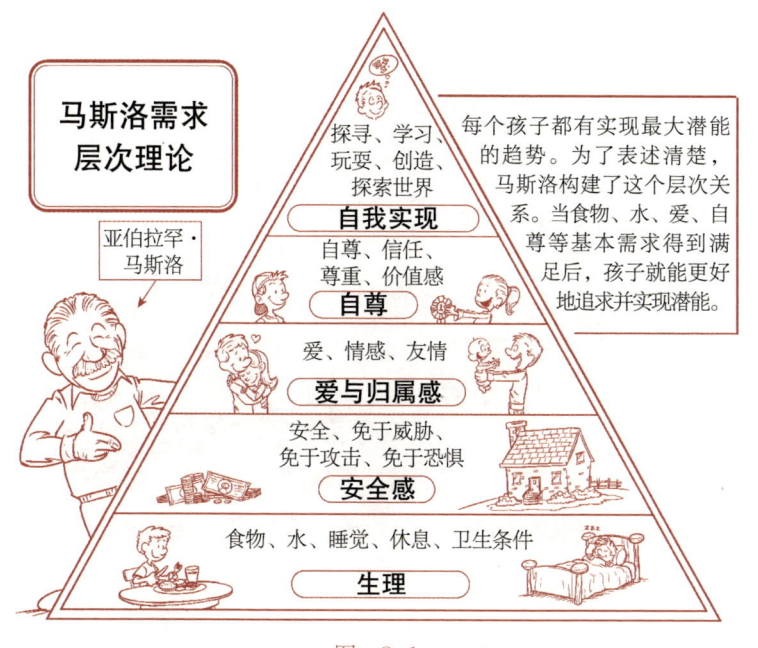

图 2-1

在本书的不同章节，我们将探索这四种基础的必要条件，为大脑的全面发展铺路。然而，本章我想重点强调信任的重要性。请记住，孩子就像一棵树，天生就有全面发展的潜能，至于最终会长成什么样的树，不管是老师、父母还是孩子本人，都还无法预知。多年以后你会发现，自己的孩子长成了高大的红杉、孤独的白杨、果实累累的樱桃树、坚韧的棕榈树，或是伟岸的橡树。有一点可以肯定的是，孩子的大脑天生就有全面发展、实现全部潜能的天赋。很多时候你唯一需要做的，就是信任。

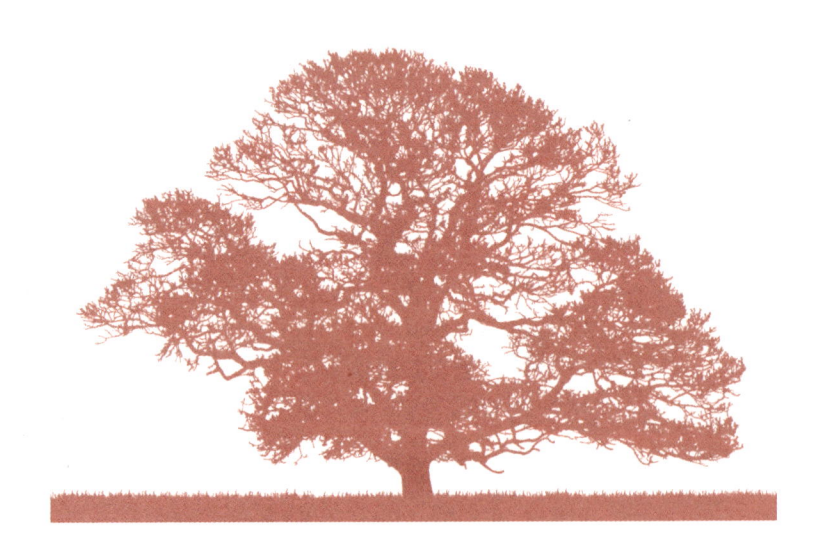

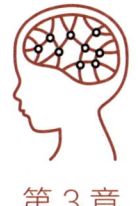

第 3 章

活在当下

> 对未来真正的慷慨，在于把一切都献给当下。
> ——阿尔贝·加缪[一]

约莫五年前的一天，我正匆匆赶火车去上班，途中碰到了我们街区的肉铺老板。他满面笑容，打招呼说："早上好！近来可好？"那段时间，我开始每天早上送儿子去幼儿园，为此要比往常提前一个小时起床，在他起床之前就把一切准备妥当。尽管我向往家庭生活，喜爱孩子，但是新的家庭责任和自由时间的缺乏令我不堪重负，这也是许多新手爸妈面临的共同问题。那段日子相当于每天都要起两次床、穿

[一] 阿尔贝·加缪：法国作家、哲学家。他提出"荒诞哲学"，并于 1957 年获得诺贝尔文学奖。代表作包括《鼠疫》《局外人》等。——编者注

两次衣、吃两次早餐、上两次班,和以前一人吃饱全家不饿的生活相比,确实是天差地别,我感到筋疲力尽,无所适从,多少有点儿不开心,于是不由得向肉铺老板抱怨自己又累又没时间。他比我年长,阅历丰富,给了我一条终身难忘的忠告:"孩子成长的岁月一去不返,你现在没做的,以后再也没法儿找补,你会永远失去这个机会。"那一刻,我感觉内心的开关像是被拨动了,幡然醒悟。

享受为人父母的时光

为人父母并不只是肩负更多责任,也是一种特权。我常听和我一样孩子刚上幼儿园的爸爸们抱怨,觉得当爸爸是一种负担。他们悲叹失去了自由,疲惫不堪,育儿过程中遭遇了种种困难,似乎忘记了当爸爸的乐趣。不可否认,做父母需要割舍或搁置很多东西,比如闲暇、出行游玩、职业发展、休息时间等,这些都不得不暂时放到一边。所有父母都清楚,有了孩子以后,轻松自在的生活会瞬间变得忙碌非凡。依我看,所有这些牺牲只有在其他地方得到补偿,才算没有白费,而最大的补偿就是孩子带给我们的快乐。

如果你经常被照顾孩子的责任压得喘不过气来,那么我建议你把注意力转移到积极的事情上。一旦大脑的注意力转移了,看待事物就会截然不同。看看这幅画(见图 3-1)。

这幅画作是 W. E. 希尔（W. E. Hill）于 1915 年完成的，画的是妻子和岳母（原名就叫《我的妻子和岳母》），你能看出画面中有两个人吗？这幅画的有趣之处在于，关注不同的位置，可以看到不同的形象：少妇或老婆婆。关注大衣翻领的领口，你会看到一个突出的下巴，画面看着像个老婆婆。反之，将注意力集中在紧贴帽檐的面部，就会看到一个少妇的侧脸。究竟是老婆婆还是少妇，是岳母还是妻子？其实两者都存在于画面之中，只是无法同时看出两个人。从某种意义上讲，养孩子的个中滋味就像这幅画一样，可以把关注点放在种种牺牲的苦涩上，也可以放在见证孩子成长的美好上。

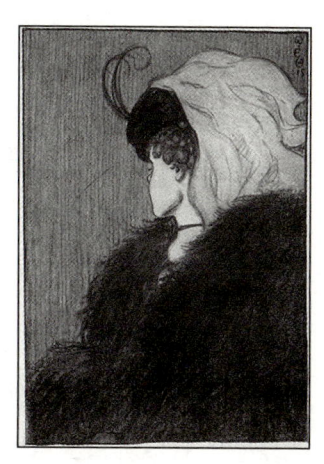

图 3-1

抱着熟睡的孩子上床，表示他在你怀里感到十分安心。迟到了，是因为在送孩子去学校的路上停下来捡松果，意味着那个早晨你与孩子度过了一刻美好的时光。孩子长牙闹得你整夜没睡，意味着在他不舒服的时候有你陪在身旁。为了参加学校活动请假一天，说明你在他人生的重要时刻没有缺席。养孩子注定不会一帆风顺，如果你想真正体验为人父母的满足和幸福，建议你多多关注育儿过程的美好，全心全意地享受这份快乐。

把握当下

正如本书引言中引用的玛利亚·蒙台梭利的话，孩子的前六年是一生中最为关键的时期。在这段时间里，他们会建立起对自己及周遭世界的安全感，语言能力逐渐发展，学习方式开始定型，为将来解决问题奠定了基础。

因此，充分利用孩子成长初期，陪伴他们，帮助他们发展认知和情感能力格外重要。这倒不是说必须把孩子送去上复杂的启蒙班，上当地最好的幼儿园，你们每次一起做游戏，一起散步，孩子每一次哭泣，每一次喝奶，都是教育孩子、促进孩子大脑发展的良机。在孩子生命的最初几年，他们没有上学，更不要说参加课外活动，这段日子里，父母和兄弟姐妹是对他们成长进步影响最大的人。价值观、规则意识、洞察力、记忆力和解决问题的能力，都是通过日常的语言交流、玩耍和生活中的点点滴滴，潜移默化地形成的，这些事情看似微不足道，实则打下了教育根基。本书旨在提供日常生活中实用的工具策略，通过游戏和玩耍，让你的孩子在无压力的环境中学习成长，自然而然地建立起长久满意的亲子关系。

享受当下

如果所有那些雄心勃勃、想要大展宏图的人都喜欢将"把握当下"（拉丁文写作"Carpe diem"）当作人生信条，那么，所有那些想要发挥孩子最大潜能的父母都应该将"享受当下"当作人生信条。享受快乐应成为儿童成长道路上的一个基本要素，原因很简单：成人是通过观念、文字和逻辑推理来认识世界的，但你有没有想过，孩子是如何认知这个世界的呢？形形色色的生物感知周围世界的方式并不一样，比如说，狗通过嗅觉来感知世界，蝙蝠通过回声定位感知世界，蜜蜂则是通过电磁场感知世界。同理，孩子感知世界的方式与成人截然不同，尤其是在生命的最初几年里，孩子主要通过情感、玩耍和爱来认识这个世界。

由此可见，玩耍对于支持孩子的智力、情感发展是至关重要的。诚然，就算父母不带着孩子玩耍，孩子也能从他们身上学到东西，但玩耍能带来诸多益处。孩子的大脑天生就喜欢在玩中学，陪孩子玩耍的时候，他们会自然而然地进入学习模式，全身心投入当前的活动，保持专注，观察你的一举一动，听你讲话，这样比直接教导他们形成的记忆更深刻。同时，陪孩子玩耍也能和他们建立情感联系；不论是游戏本身，还是过程中与父母的身体接触，都能唤醒孩子的情绪。

玩耍时，孩子可以进行角色扮演，体验其他人的生活，畅想未来。玩耍时，孩子能展现出超越自身年龄的思维和行为能力，因为游戏可以拓展思维，比其他一切活动都更有效。如果你想通过孩子的视角进入他们的世界，建议你坐下或躺到地板上，与孩子保持同一个高度，没有什么比这更能吸引孩子的注意了。无须言语，孩子们就会自发地聚拢到你周围，邀你一起快乐地玩耍，因为你已经走进了他们的情感世界，走进了他们的游戏世界。我邀请你坐在第一排，积极参与孩子的生活。为此，我在本章和全书中一再建议你坐到地板上，将游戏和玩耍变成教育的工具。你家毫不起眼的地板都可以成为观察、参与孩子大脑发展的最佳平台。享受这个过程吧！

第 4 章

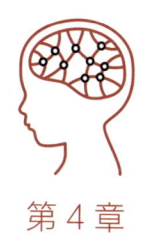

父母必知的大脑基础知识

> 知识投资最有收益。
>
> ——本杰明·富兰克林㊀

了解大脑运转、发展的基本常识,在家长教育孩子方面具有极大的实用意义,这一点我深有体会。你无须成为神经学专家,只需掌握 4 个基本观点,就足以领悟一些基本理念,并将其应用到日常决策和孩子的教育实践中。本书将为你提供实用信息,助你的孩子充分发掘自身潜能。在这一章,我们将共同打开大脑未知世界的大门,让你掌握脑科学的入门知识,了解每位家长都应知晓的常识,从而帮助孩子充分发挥潜能。里面包含了 3 个简单易懂的概念,让你轻松掌握、牢记在心。

㊀ 本杰明·富兰克林:美国开国元勋,杰出的科学家、外交家、作家,曾参与起草《独立宣言》,以电学实验及风筝引雷闻名。——译者注

连接

婴儿甫一出生,便几乎拥有了所有的 1000 亿个神经元,与长大后的数量相差不大。儿童大脑与成人大脑的主要差异在于,这些神经元彼此之间会发展出数以万亿计的连接(见图 4-1),我们称之为"突触"。要知道,这些连接在短短两秒内便能形成,某些神经元更是能与周围多达 50 万个神经元建立联系,足见大脑惊人的互联能力。

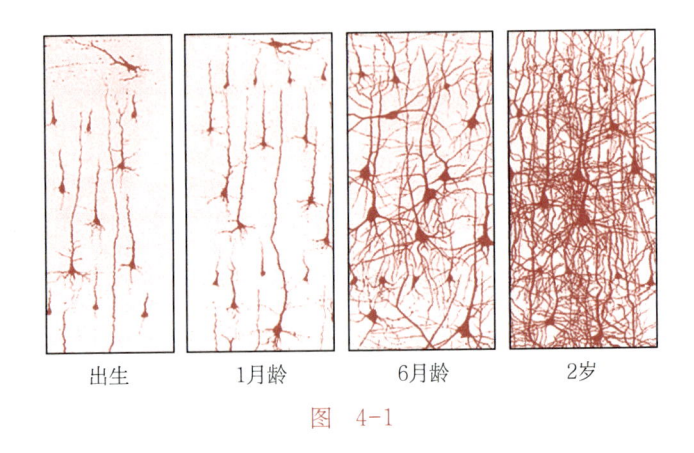

| 出生 | 1月龄 | 6月龄 | 2岁 |

图 4-1

比这些数字更有趣的是,每一个这样的连接都可以视为孩子大脑习得的新知识。当孩子抓起心爱的恐龙玩具时,拇指的位置、力度和方向都会通过不同的神经连接反映到孩子的大脑;当他们全神贯注、用心感知时,就能实现心中所想。无论是与孩子对话、亲吻他们,还是他们静静地注视着你,这些时刻他们的大脑都在建立连接,为应对成年后的生活积累经验。在本书中,我将教你如何与孩子建立联系,引导孩子建立有意义的连接,助力他们达成目标,培养良好的自我认知。我们将在整整一章里探讨如何更有效地帮助孩子构建有价值的连接。在此,请务必记住,你传授给孩子的每一点知识,都会以连接的形式存储在他们的大脑中,这些连接很可能伴随他们一生。

理性和直觉

家长脑科学常识的第二个要点将加深你对孩子智力的理解,助力他们树立自信心。大脑的最外层,我们称之为"大脑皮质",它分为左、右两个半球(见图4-2)。左脑控制右手动作,并且在大多数人中是占主导地位的。它的功能包括语言表达、阅读写作、记忆人名、自我管控,以及展现积极乐观的生活态度。可以说,左脑具备理性、逻辑、积极和控制等特质。右脑则负责左手动作,正如左手常常给人留下不够机敏的印象,右脑的智力活动不那么明显,但其功能同样重要。它负责理解非语言信息,迅速形成整体感知,具备宏观视角,能敏锐捕捉细微错误并及时修正。它偏向直觉、艺术、情感等。

这里所做的左右脑区分,并非暗示左撇子更依赖直觉,右撇子更重视逻辑（实际上并没有这种区别）。此外，也无须认为孩子不是直觉型就是理性型。实际上，我们都清楚，左右脑各司其职，才能实现大脑的全面发展。画家依赖右脑把握全局，而左脑则确保每一笔的精准。律师靠左脑记忆海量法条，但理解法律背后的深层含义，则离不开右脑。在本书后续章节，你将学到如何促进孩子左右脑不同区域的发展，以及它们各自如何影响孩子的情感发展。

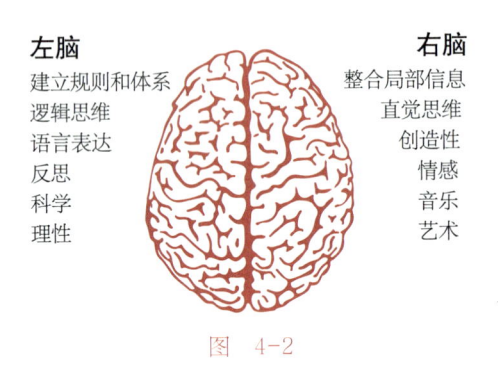

左脑
建立规则和体系
逻辑思维
语言表达
反思
科学
理性

右脑
整合局部信息
直觉思维
创造性
情感
音乐
艺术

图 4-2

大脑"三合一"

接下来要揭示的或许是每一位家长最为关注的孩子大脑的秘密。历经数百万年的进化，人类大脑从原始生物形态脱胎换骨，成为大自然最为精妙的创造。很多人认为，这漫长的进化过程孕育出的是一个越来越擅长逻辑推理的大脑。然而现实中，大脑并非一台冰冷的计算机。在这漫长的岁月里，大脑逐步构建各种结构，用以觅食、避险、寻求安全，最终实现高效的沟通，并解决复杂问题。

所有的进化历程都被镌刻在大脑中，它并不是凭空创造出来的全新事物，而是不断自我更新，吸收新的技能与工具，叠加于已有的能力之上。这些进化的不同阶段体现在大脑自身的构造之中，使我们能区分古老的、专注于情绪处理的部分与现代的、具备复杂智力运算能力的部分。在我看来，教育孩子不应忽视对其大脑各层级与发展阶段的塑造。

理解构成人类大脑的不同阶段与结构，有个比喻很恰当，那就是大脑"三合一"（见图 4-3）。

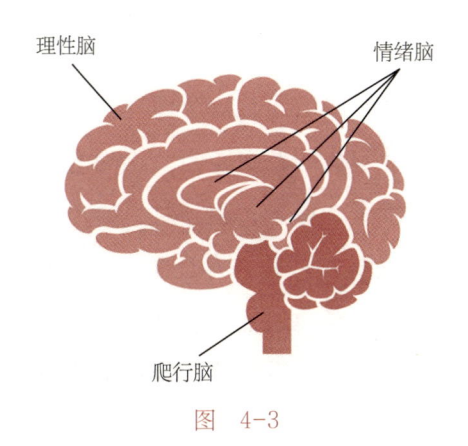

图 4-3

底层是**爬行脑**，最为原始，是我们与爬行动物共享的部分，赋予我们生存本能。它的一部分调节心跳呼吸，一部分控制警觉状态（清醒或睡眠），它让我们感知温度变化，触发饥饿感。

第二层是**情绪脑**，随着第一批哺乳动物的出现而发展，其基本功能是区分愉快与不愉快的情绪。当我们逃避痛苦（如面临危险、威胁或恐惧情境），或是追求快乐（如进食，或与带来安全感和爱的人相处）时，情绪脑就会发挥作用。

最顶层是高级脑或**理性脑**，它使人类区别于其他动物，赋予我们自我意识、沟通、推理、同理心，以及依据逻辑和直觉做决策的能力。

由此可见，人脑并不只是个冷冰冰的理性器官，而是集理智、情感与情绪于一体。在儿童时期，控制权主要由爬行脑与情绪脑掌握。1岁以前，父母应主要与孩子的原始脑互动。面对烦躁或饥饿的婴儿，讲道理往往收效甚微，因为爬行脑并不具备理性解决问题的能力。正确的做法是满足他们的需求，当孩子饿了、冷了、困了时，要及时抚慰。当孩子满1岁时，情绪脑与爬行脑并存，父母需要运用多种策略，既应对孩子的原始本能冲动，又满足他们对爱与安全感的情感需求。此时，订立规矩、共情，特别是关爱孩子，是每位家长最有力的武器。稍后，孩子大约3岁时，理性脑开始在他们的生活中崭露头角，他们开始学会控制基本本能，受理性、直觉与意志驱动。然而，他们仍极其需要关爱与理解，以便驾驭情绪脑。当孩子疲惫、困倦、饥饿时（特别是在日暮时分），爬行脑仍有可能接管他们的行为。此时，哭泣的孩子很难从大人的言语中得到安慰，就像婴儿一样，他们唯一的需求就是满足最基本的需求——吃饭和睡觉。我在后面列了一张表（见表 4-1），或许能帮你理解如何处理大脑各层级的运作。

聪明的父母能与孩子大脑当下起主导作用的层级进行对话。孩子没有当选班干部、灰心丧气的时候，妈妈可以与孩子沟通，帮他们剖析内心的愿望和感受。孩子兴致勃勃想要玩耍的时候，爸爸可以躺在地上陪他们玩。天色晚了，孩子闹脾气不开心的时候，妈妈可能用一杯牛奶代替晚餐，让孩子喝了早点休息。记住这 3 个大脑运作的层级，有助于父母在日常生活的各种情境中帮助孩子平静下来，向前迈进。在接下来的章节中，我们会探讨相关策略，帮你与孩子大脑的不同层级建立联系，更重要的是教会孩子与大脑的不同层级进行沟通。

表 4-1

大脑层级	孩子的体验	父母的应对策略
爬行脑	孩子饿了、困了、疼了，哭起来怎么哄也哄不好	满足孩子的需求，减轻他们的痛苦
情绪脑	孩子兴奋了、吓着了、沮丧了，有想要的东西而耍性子	帮孩子得到想要的东西，或是接受得不到的现实；要有同理心；给他们安全感和关爱
理性脑	孩子记得相关事实，想要计划得到某样东西，需要集中注意力，感到不满或担忧	帮孩子思考、集中注意力、记东西。帮他们与情绪脑建立联系

第 5 章

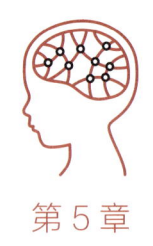

达到平衡

> 聪明的头脑配上善良的心,则万事皆可期。
> ——纳尔逊·曼德拉[一]

在教育孩子方面,家长和老师首先应记住平衡这条基本原则。佛家称之为"中道",视为通往智慧之路。本书将重点关注孩子教育的平衡性。我们先来探究一下情绪脑与理性脑平衡发展的必要性,再来谈谈教育孩子、做出关于照顾孩子的决定的时候运用常识的能力,即所谓的平衡。

[一] 纳尔逊·曼德拉:南非的反种族隔离斗士、政治家、慈善家,1993年获诺贝尔和平奖。——译者注

情绪脑与理性脑

很多父母对孩子有两个愿望：希望他们幸福，希望他们自立。他们往往为孩子的学业投入极大心血，深信智慧能为孩子打开幸福之门，带来工作、爱情、友谊、成功和相对舒适的生活。然而，认为更高的智力发展水平能带来更大的幸福，这是极为荒谬的。实际上，理性智力和情绪智力的相关性为零。对不了解统计学的朋友，我来解读一下这项数据：一个人的智力水平和情感能力是不相关的。这一点大概你自己也有所体会。世上不乏一些人，他们智力超群，但缺乏同理心，饱受压力困扰，取得了卓越的成就，却依然不幸福。同样，你可能也见过这样的人，他们可能学历不高，智商也不出众，但待人热情真诚，处事通情达理。对自认为聪明的人来说，没有什么比发现一个"笨人"比自己聪明更难以接受了。对此处提到的"笨人"，我其实怀有深深的敬意。

这种情况看似矛盾，其实很好理解。通过前文我们知道，情绪智力和理性智力位于大脑的不同区域，是独立运作的。理性脑鼓励孩子以智力理解世界，而情绪脑则按情感反应行事。理性脑强调逻辑分析，情绪脑则依靠第一印象和体验做出决定。两种方式并无高低优劣之分，不同情境决定了情绪智力和理性智力孰轻孰重。能够在这两者之间找到平衡的人不仅生活更快乐，也更容易实现自己的目标。因此，真正的平衡教育须兼顾理性脑和情绪脑的培养，不仅要实现二者的全面发展，还要学会相互沟通，让孩子成长为一个情绪、感受、思想和谐融洽的人。

常识教育

提到教育，家长们常犯的一个错误是走极端。有趣的是，那些博览群书、自认为懂得教育的家长格外如此。不论是哪种类型的极端，这些家长总是固执地将某种教育方式奉为圭臬，对其他方式及其实践者不屑一顾。然而，无论是生活在因纽特人的部落，还是丛林深处，还是骑着骆驼穿行在沙漠，孩子都能健康快乐地成长。毕竟，给孩子的奶瓶里加多少麦片，并不需要过分精确计量；忘记涂一次护肤霜，并不会带来什么问题；如果妈妈没能立即回应孩子的需求而先忙自己的事，孩子的不悦也只是暂时的。养孩子比我们想象的更简单、更随性。当然，适当的拥抱、设定规矩、按需进食和适时的安抚对孩子的成长都大有裨益，但更关键的是家长要保持轻松，向孩子传递一种平和的心态。若是孩子哭的时间一长，家长就焦躁难耐，那么哪怕每次哭都安抚他，也是无济于事。心态平和地与孩子相处，给孩子传递从容的态度，这与照顾孩子的行为本身同等重要。

很多证据表明，走极端不如采取中庸之道。大家都知道，细菌可能导致感染和消化问题，因此很多儿科医生建议，在宝宝出生后的前几个月里要给奶瓶和奶嘴消毒。有些父母对创造完全无菌环境的追求甚至到了痴迷的程度。不过，根据一项在《儿科学》(Pediatrics)杂志上发表的瑞典最新研究，父母用嘴把孩子的奶嘴清理干净，而不是用水或别的东西，能丰富孩子的肠道菌群，有助于增强免疫系统。与那些奶嘴总是严格消毒的孩子相比，这些孩子不太可能患哮喘和皮肤湿疹。

另一个两极分化的问题是该少限制孩子还是多限制孩子。前者会让孩子在没有规矩的环境中长大，孩子可能会因为学不到基本的社会准则而缺乏自信；后者会让孩子产生过分的自我意识，因过度监管而像前者一样缺乏自信。同样，人们对孩子睡眠的认识也不一样。有的父母坚信要和孩子同床共睡，有的则认为孩子应该单独睡在自己的小床上。后者认为从小培养孩子的独立意识非常关键，前者则认为身体接触对消除孩子的焦虑不安至关重要。很多时候，每个家庭都认为只有自己的方式是有效的，而实际研究显示，各种方式均有利弊，只要保证孩子一哭能有人照应就行了。事实上，大部分父母都不会全盘采取某一种策略，通常会结合多种方法，慢慢教孩子在自己房间养成良好的睡眠习惯，就像我在2017年出版的《都去睡觉吧》(Todos a la cama)一书所阐述的那样。

在接下来的章节里，我会带你走一条更平和的路，让你在抚养孩子时更加得心应手，帮助孩子形成均衡的心智，不仅头脑清晰，还能习得自我欣赏与善待他人的能力。

父母都懂得孩子不愿分享玩具，但大部分父母仍会尽力教孩子学会分享，因为这对孩子融入社会很有帮助。父母也能理解孩子会发怒，但仍觉得有必要教他们如何在不打人、不扯头发的情况下表达愤怒。上述例子表明，父母应该顺应孩子的本能，去教育和强化他们的社会常识，从而引导他们形成良好的行为习惯。

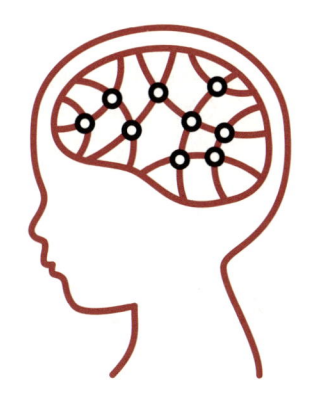

第二部分

实用工具

第 6 章

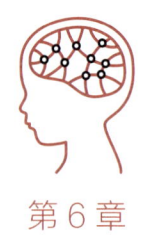

支持大脑发展的工具

真正的艺术家总是在观察自然,偷师学艺。

——托马斯·伊金斯[一]

人类大脑的一个显著特征是能设计和使用工具。工具从人类出现以来就伴随着我们,是我们发展进化的关键要素。得益于工具,人类这种相比其他动物行动较慢的生物得以狩猎和食用肉类。食物从果实和叶子变成高蛋白的肉类等,身体减少了消化的能量消耗,更多能量可以用来畅游思想的世界。蛋白质的摄入也帮我们将思考转化为大脑连接,让大脑

[一] 托马斯·伊金斯:美国著名的现实主义画家、雕塑家、教育家,以其对细节的精确捕捉、对光线与阴影的巧妙运用和对运动的生动刻画而闻名。——译者注

迅速发展。人类变得越来越聪明的同时，大脑还创造了另一个改变游戏规则的工具：语言。语言成了传递知识的终极工具，比如告诉别人动物种群的位置、分享狩猎策略、解释如何找到水源，还能共同规划未来。工具的设计日新月异，帮助我们不断进步。作为读者，你手中的这本书就是探索不同视角、通过他人经验学习的工具，通过文字的形式向你传递知识。

可以看到，工具是进化过程中不可或缺的，让我们进步，让复杂的事情变得简单。各行各业都要使用工具，无论是锤子和钉子、拖把和水桶、手套和手术刀、黑板和粉笔，还是屏幕和键盘。然而，对父母而言，教育孩子这项重任却常常缺乏工具。诚然，保护、照料婴儿的工具、载具并不少，比如婴儿车、汽车座椅、游乐椅、高脚凳、奶瓶、围嘴、奶嘴、纸尿裤、护肤霜，还有携带上述部分物品的包。可是，除了书籍和益智类玩具，方便父母教育工作的实际工具真心不多。就像律师和老师一样，键盘和屏幕、黑板和粉笔是他们的基本工具，但最有用的工具还是知识。律师依靠法律体系做支撑，老师则依靠教学法、心理学和孩童成长的知识从事教育活动。

我发现，有5种工具可以帮助父母应对复杂的教育问题。几个世纪以来，心理学家、教育家和老师一直在使用这些工具。神经学家也已研究了数十载，探讨它们为何能有效、如何发挥作用。在此我可以保证，若能合理使用这些工具，一定能让孩子的大脑均衡发展。但光有工具还不够，关键是要懂得如何使用。掌握这些技能需要时间和练习，不过只要知道何时使用，留心观察何时有效、何时无效，那么人人都能运用自如。

我们将学习 5 种对孩子教育特别有帮助的工具。它们并不是唯一的工具（玩耍和情感交流可能更为关键），但我认为使用这些工具尤其需要一份指导手册，因为很多家长在使用时会不知所措。

第 7 章

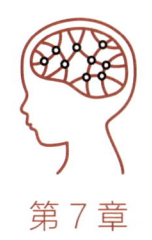

耐心与理解

和平不能靠武力维持，只能通过理解来实现。
——阿尔伯特·爱因斯坦[一]

孩子出生后到 1 岁半左右，与父母的关系比较简单，主要需要食物、休息和大量的关爱，大多数父母对此都能理解。但孩子开始四处活动、牙牙学语、表达意愿时，亲子关系就进入了更为复杂的阶段。原因很简单：人们常说语言能力是理性的标志。所以孩子一开始说话，我们就期待他们展现出理性的种种优点，如逻辑、自控和责任感。一旦孩子表现得不理性或行为不像成年人，我们便容易对孩子发脾气。

[一] 阿尔伯特·爱因斯坦：美国和瑞士双重国籍的犹太裔物理学家，现代物理学奠基人。他提出了狭义相对论与广义相对论，并因成功解释光电效应于 1921 年获得诺贝尔物理学奖。——编者注

然而，1～3岁孩子的大脑与成人大脑相差甚远，做不到大人以为他们能做的事。孩子的实际能力与父母期望之间的差距，往往导致误解、沮丧和愤怒，其实只要我们了解孩子大脑的发展情况，这些情况就完全可以避免。为了让父母每天更耐心、更宽容地对待孩子，我们将分析三个常见的育儿场景，理解孩子大脑的发展后，父母就能更妥善地应对这些情况。

超市归来路漫漫

孩子两岁大时，就能在屋里、公园里到处跑了。他们玩耍的方式总是一成不变：妈妈把孩子放地上，孩子就自己去沙坑、秋千、滑梯那儿探险。孩子在公园里转悠一小圈，就会回到妈妈坐的长凳那儿。然后，小家伙又跑回公园去玩，不一会儿，手里拿着在探险中找到的小石子或小铲子，又回到妈妈身边。这样的场景反复上演，孩子整个下午都不停地走来走去。

看到孩子能自己走路，许多家长就觉得可以把婴儿车和背带留家里，带孩子一起步行去超市。去的时候可能还好，但回来的路上，孩子可能就不想走了，想让大人抱。在很多家长看来，孩子这是在偷懒，有点儿任性。毕竟，前一天下午孩子还在公园里跑个不停呢！于是，有些家长就开始抱怨，说些生气和挖苦的话，比如"少来这套"或者那句经典老话："你明明能走，就是不想走。"

如果我们能透视孩子在这两种场景下的大脑活动，就会明白两者是有区别的。在公园里，孩子可以绕着圈跑，妈妈始终在他的视线范围内，他可以尽情探索。要这样玩，孩子只需要保持好平衡，有一颗好奇心（见图 7-1）。

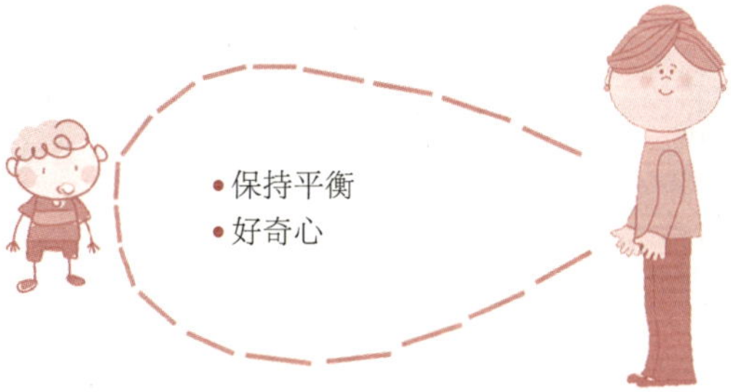

- 保持平衡
- 好奇心

图 7-1

但是，从超市回家的路上，孩子的大脑就得应对完全不同的挑战（见图 7-2）。这时候，孩子得保持和之前一样的平衡，同时还得集中精神（免得走丢了），得坚持（哪怕累了也得继续走），更难的是，跟在公园里不一样，孩子得克制住探索的冲动，这样才能专心跟着爸妈，不被其他东西吸引。在大脑层面上，这可比之前复杂多了，也累多了。所以，孩子们通常很难走完从超市回家的路，因为去的时候已经走得太累了。

就和很多其他事一样，家长多理解一点儿，就能轻松化解这种尴尬局面：要么抱抱孩子，要么带上婴儿车或背带，或者就是简单地停下来歇会儿，然后再继续走，别带着情绪。

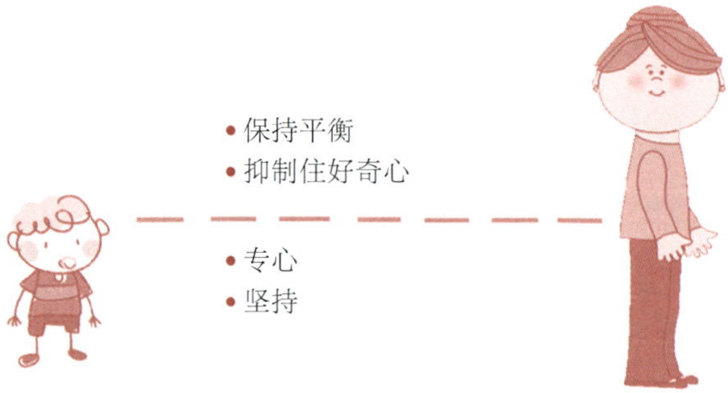

- 保持平衡
- 抑制住好奇心

- 专心
- 坚持

图 7-2

吃饭时间

对很多家庭而言，吃午饭和晚饭的时候往往挺头疼的。孩子的大脑对食物特别谨慎，得慢慢来，一点点尝试，这和家长希望他们把饭菜都吃光的想法经常碰不到一块儿。孩子要是不肯吃饭，家长往往会用两种策略，这两种做法既不管用，也很让人不舒服。

第一种策略是硬逼孩子吃他们不爱吃的。研究已经说得很明白了，这样做只会让孩子更讨厌这些食物。孩子要是不肯吃苦的或是绿色食物（比如大多数蔬菜），其实挺正常的，因为从本能上,大脑知道很多食物一旦坏了或者不新鲜了,颜色就会变深,味道也会变苦。家长希望孩子多吃蔬菜,因为蔬菜对孩子的成长特别有好处,这也挺正常的。但是,硬逼孩子吃不是办法,这样只会让孩子更反感这些菜。这个道理不难懂:要是你被迫去亲一个不喜欢的人,亲完了,你只会觉得这个人更讨厌,甚至可能感到恶心。有意思的是,控制成人性欲的那部分脑区,离控制食欲的脑区位置很近,工作方式也差不多。如果还被迫去吃之前觉得恶心的食物,他们的大脑就会形成定势,更强烈地拒绝这种食物,有时候甚至是一辈子都拒绝。

或许你还记得小时候被迫吃下的一盘菠菜或甘蓝,现在连看都不愿意看。这背后的原因,正如我刚才说的。

要想避免孩子挑食,最有效的方法包括7个基本常识,这些基本常识在不少家庭里常常被忽略。①把家里那些更诱人但不太健康的食物收起来(比如饼干、薯片和糖果);②一家人一起吃饭,孩子就会学着大人的样子吃蔬菜;③饭桌上始终摆着蔬菜,让孩子逐渐习惯它们的样子和气味;④让孩子自己决定吃多少,用勺子或手拿都行(在我家的规矩是"可以多拿,也可以少拿,但盘子不能空着");⑤把蔬菜切小一点儿,这样孩子就能慢慢习惯它的味道;⑥鼓励(但别强迫)孩子尝试新食物,哪怕只有米粒那么大一块,这样他们的大脑就能逐渐适应这个味道；⑦可能最重要的一点是，餐桌上要保持轻松愉快的氛围，帮助孩子把健康食物与爱和乐趣联系起来。

家长在饭桌上常用的另一个策略就是非得让孩子吃撑或把饭菜吃光。研究结果也说得明明白白：孩子比大人更清楚自己应该吃多少。孩子真正需要的营养量，通常不是家长觉得他们必须吃的量，而是孩子自己往盘里盛的量的一半。换句话说，在很多情况下，剩一半的饭菜是正常的，也是健康的，因为那个量对他们来说已经足够了。一方面，一个体重才12公斤的3岁小孩，显然不需要跟一个体重80公斤的成年人吃得一样多，尤其是这个大人还超重的情况下。另一方面，重要的是要理解，孩子的胃比大人小，填满和排空的速度也快。这就是为什么孩子的大脑很快就感到饱了，而且他们吃东西的频率也更高。

我们这一代有不少家长都爱"逼"孩子"多吃点儿"，很难说这个习惯是从哪儿来的。最可能的解释是，这个习惯是从孩子的曾祖母那儿传下来的，她们在艰难时期教育了孩子的祖父母（也就是我们的爸妈）。那个时代，她们经常饿肚子，肉、鱼、蔬菜并不是每天都能见到的。那会儿，没人能保证孩子第二天还能有东西吃。不过幸运的是，现在时代变了，大多数家庭不用再担心孩子第二天没有东西吃了。因此，我们可以相信孩子自己的感受，让他们自己决定吃多少。这是孩子从小学会控制食欲的最好方法，能为将来长大打好基础。

风暴来袭

家长和孩子迟早都会碰上的一件事，就是孩子发脾气。发脾气是全世界孩子普遍会有的行为，不论他们来自哪个国家、哪种文化背景。尽管这样，大多数家长还是不知道怎么应对。孩子一旦闹起来，很多家长要么会对孩子感到恼火，要么会感到尴尬。有些家长会想尽办法阻止孩子发脾气：在超市员工面前让孩子出丑，吓唬他们，大声斥责，情感上要挟，或者直接走人，把孩子晾在一边。他们这么做，是觉得路人可能会有所反应。不过，我们都知道，对于两岁的孩子来说，路人其实也束手无策。

咱们来聊聊孩子为什么会发脾气。差不多两岁大的时候，孩子开始懂得自己想要什么，他们的大脑前额叶已经发展到有足够的韧劲去追求自己的目标。这就到了孩子开始发脾气的年纪。孩子看中了自己喜欢的东西，比如说商店橱窗里的一个洋娃娃，就会想象自己和它玩的样子，为了得到它，他们会坚持到底。父母意识到，用转移注意力的方法哄他们已经不管用了，所以只能直截了当，明确告诉孩子"不"。哪怕父母说话的语气很温和，孩子一旦明白了这个拒绝是没得商量的，大脑就会立刻掀起一场狂风暴雨。那些诱发想象与坚持的情绪惯性与他们试图忘掉玩具或平复下来的努力相冲突，同时也与因得不到想要的东西而产生的失落感相冲突。所有这些造成了能量的剧烈碰撞，酿成了一场神经学上解释得通的狂风骤雨。孩子虽然有坚强的意志力去坚持自己想要的，但还不懂得如何平复自己的失落感。这是因为，帮助孩子坚持行为或要求的脑神经（这些神经在孩子两岁时开始发展）和那些用来控制行为或情绪的神经（抑制性神经）不是一回事。抑制性神经通常要到孩子 4 岁左右才能发展。对成年人来说，平复强烈的失落感已经很难了，对于一个两岁的孩子来说，由于他们的抑制性神经还没长成，要他们做到这一点几乎是不可能的，不管我们怎么责备或吓唬他们。孩子会哭泣、尖叫，甚至踢来踹去，这是他们的大脑将积累的能量释放到行动神经上，帮助他们逐渐平静下来的方式。但许多父母误以为这是孩子在"表演"或试图操纵大人，因而更加生气。实际上，孩子这么做并不是为了得到他们想要的东西，而是在尝试释放紧张情绪，恢复平静。

父母生气只会让孩子更难受，因为他们要面对的问题越来越多：他们得想办法让自己冷静下来，得平息自己的怒火；除此之外，还得面对两个怒气冲冲、表情严厉、出口伤人的大人。实际上，孩子在这种情况下会非常不舒服，帮助他们最好的办法不是威胁、生气或轻易让步，而是冷静和耐心。家长可以按照以下步骤来解决（见图 7-3）。

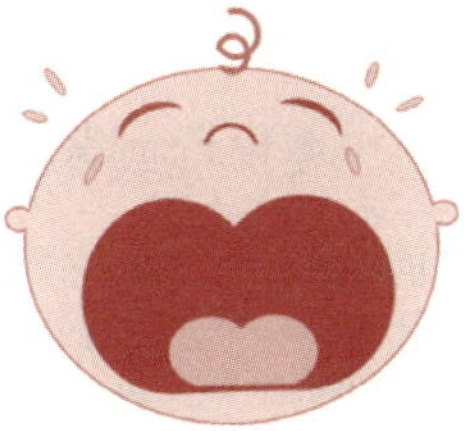

别只是大声嚷嚷、用东西哄他们、让他们难堪或者走开不管。试试这些方法：
- 把你的想法解释给他们听。
- 给孩子时间，让他们把心里的不痛快都释放出来。
- 待在孩子身边。
- 用同理心对待他们，让他们感觉到你懂他们。
- 当孩子想要抱抱或者情绪稳定些时，就伸出胳膊抱他们。

图 7-3

（1）**向孩子解释**。虽然通常解释作用不大，但这能帮助孩子培养逻辑思维。有时候解释是管用的，一旦起效，对孩子和家长来说都是一种极大的安慰。当然，解释并不等于说服或者强迫。如果你解释了一两次孩子还是不买账，那就试试别的方法。

（2）**给孩子时间**。如果孩子已经开始闹脾气了，我们唯一能确定的就是，这事儿迟早会结束。关键是要给孩子足够的时间，让他们的大脑有机会释放积累的紧张情绪。别急着去干预。

（3）**别离开孩子**。孩子很依赖父母，所以用"妈妈要回家了"这样的话来威胁他们，只会吓到孩子。他们记得你的反应，以后可能会更加焦虑，闹得更凶。

（4）**怀有同理心**。当孩子平静下来，能够听进去话时，你可以用简单的话跟他们沟通，比如："你是不是还想多玩一会儿？"后面我们会看到，让孩子感觉到被理解，会让他们更快地平静下来。

（5）**抱抱孩子**。在孩子想要抱抱或者平静下来了的时候抱抱他们。别硬来，也别强迫，如果他们想要抱抱或者让你抱，记得给他们一个拥抱，或是在怀里抱他们一会儿，来帮孩子平复情绪，这完全没问题。

有的家长问我，孩子发脾气时我们是不是该让步。我总是告诉他们，大多数情况下不应该让步。如果孩子一发脾气就能得到他们想要的东西，他们就会学会用故意发脾气的方式来达到目的。但有时候家长也可能会判断错。比如说，一个两岁的孩子因为饿，在饭前15分钟哭了，这不算发脾气。同样，如果孩子在散步时哭了，想要抱抱，这也不算发脾气。就像我们刚才讨论的，孩子可能真的累了，他们不是想被宠，而是确实需要抱一抱。有时候，我们很难分清哪些行为是孩子任性，哪些行为是他们真正的需要。

有一个判断方法是，看看这是否符合孩子的4个基本需求：①饿了，比如想要吃点儿面包；②困了累了，想睡觉或者走不动了；③冷了，想要一条毯子，或者热了；④需要保护和安全感，想要一个拥抱。在这些情况下，最好能满足孩子的需求，而且最好是在孩子开始失控前，尽快意识到他们的需求。

如你所见，对于 2 ～ 5 岁的孩子来说，发脾气其实是一种正常的、积极的现象，到了这个年龄，孩子的大脑已经能够更有效地平息失落感了。发脾气表明孩子的大脑在正常发展，他们的想象力、愿望和恒心都比 1 岁的孩子要强。无论是去超市的路上还是吃饭时间，多一些理解和耐心，都能帮你更快地化解矛盾，也能让孩子在最需要你的时候感受到你的陪伴。

牢记在心

孩子的想法和心理能力跟大人不一样，所以我们评价他们的行为时，不能拿大人的标准来衡量。诚然，有家长和老师负责帮助孩子培养这些能力，但这个过程得慢慢来，特别需要我们的理解与耐心。有了理解和耐心，我们才能给孩子足够的时间，让他们按大脑内在的节奏成长，同时也不会破坏我们和孩子之间的关系。

第 8 章

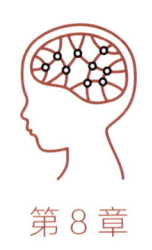

同理心

> 从对方的角度去看世界,还有比这更伟大的奇迹吗?
>
> ——亨利·大卫·梭罗[一]

如果非得选出教育孩子和帮助他们成长最重要的能力,我认为是同理心。越来越多的研究显示,在孩子的情感成长中,感到被理解是最关键的。

大脑其实就像一个庞大的数据处理中心。当你看到手机,能摸到它或听到铃声时,大脑就会告诉你手机是真实存在的。当你闻到烤牛排的香味,然后尝了一口时,大脑就会

[一] 亨利·大卫·梭罗:19世纪美国作家、哲学家、社会批评家,是著名长篇散文《瓦尔登湖》的作者,一生共创作了20多部一流的散文集。——译者注

确认牛排是真的。同样，当宝宝吸吮妈妈的乳房时，就会明白两件事：①妈妈是真实存在的；②自己的饥饿感也是真的，因为吃了奶就不饿了。孩子比较容易感知来自外界的东西，因为只要伸伸手就能摸到、能闻到它们，或者能听到它们发出的声音。但是，情感和情绪就没那么容易确认了，因为它们看不见摸不着。孩子确认自己情感和情绪真实存在的唯一途径，就是有成年人在旁边，能够与他们的需求、情感和情绪产生共鸣。

这个简单的认知对孩子的情感成长影响很大。最新研究显示，采用前后一致的应对方式（让孩子知道我们理解并关心他们的需求）是孩子建立安全型依恋的最重要因素。安全型依恋可以理解为：孩子对这个世界有信心，相信自己有能力解决问题，并且相信如果解决不了，会有人来帮助他们。换句话说，这就是孩子的情感自信。

我们知道，照顾一个饥饿的宝宝就是在增强他们的自信，因为宝宝感到被疼爱。1岁的孩子害怕时，我们把他抱起来，他也会感到更有信心，明白父母会帮助他，过来确认他是不是真的害怕。随着孩子慢慢长大，他们的需求不再简单（比如饿了、害怕、想睡觉），变得更加情绪化，难以捉摸。比如，3岁的女孩在弟弟出生后可能会感到失落，甚至嫉妒，可能会说出让父母难以接受的话，比如"我讨厌弟弟"。这时候，很多父母可能会生气，或者想让孩子收回她的话。但实际上，孩子很害怕，她的大脑，也就是她的信息处理器，需要有人能回应她，确认她的真实感受。在这种情况下，最合适的回答可以是这样的：

孩子：我讨厌弟弟。
家长：我懂，你不喜欢妈妈总是陪着他。

孩子：不，不是……（她没那么不高兴了）
家长：你担心妈妈不关心你了。

孩子：是的。（她放松了）
家长：那我们让小宝宝和爸爸一起睡，妈妈单独带你去公园玩，怎么样？

孩子：好耶！（她现在开心多了）

看了这个例子你就会明白，用同理心去回应孩子，不仅能让孩子了解自己的真实感受，还能帮她冷静下来。在这一章里，你会学到如何用同理心去理解孩子，以及在他们表达情感时如何做出回应。这样一来，孩子就能更好地认识自己，从而培养出情绪智力，而你也能在他们感到心烦意乱时帮助他们冷静下来。

不过，在继续讲解之前，我想先说明一下什么是同理心。

什么是同理心

同理心这个词的英文写作"empathy",源自希腊语的"em"(意思是"在里面")和"pathos"(意思是"痛苦、感受"),心理学家用它来形容站在别人的立场上想问题的能力,跟"同感"(sympathy)不一样。"同感"说的是两人存在相同的感受,"同理心"说的是虽然没有相同的感受,但能理解这种感受(见图8-1)。举个非常简单的例子:如果你和儿子都爱吃巧克力,你看到有人给了他一块巧克力让他特别兴奋,你就会有"同感",自己也会跟着兴奋起来。但如果孩子喜欢吃糖,而你不喜欢,当看到他因为得到一袋糖果而高兴得跳起来时,就会产生"同理心"。你不会跟着他一起跳,但了解孩子的性格,你就会理解他的心情,并为他感到高兴。

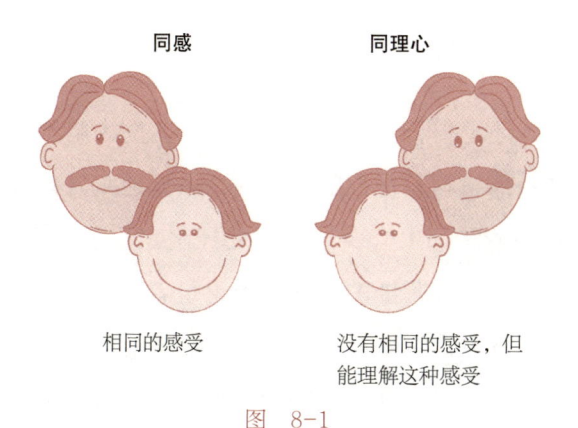

同感	同理心
相同的感受	没有相同的感受,但能理解这种感受

图 8-1

带着同理心去听孩子说话，能帮他们把情感和想法联系起来。简单来说，同理心是我们从孩子出生起就能用的一种工具，帮助他们开启自我理解和自我接纳的过程。不管是孩子冷了给他们盖被子，饿了给他们吃的，还是觉得他们累了帮他们放松、哄他们睡觉。随着孩子慢慢长大，父母可以通过倾听孩子的愤怒、担忧、梦想和恐惧，在这段发现和接纳的旅程中持续陪伴他们。所有这些亲子之间不断重复的小对话——不论是在放学回家路上还是厨房里，不论孩子开心、难过还是兴奋——都能极大地帮助孩子学会理解和信任。**所以不要犹豫：当孩子需要你时，要学会倾听，这或许是父母能做的最重要的事。**你会发现，这样做能让孩子更快平静下来，帮助他克服恐惧和焦虑，增强他的自信心，让你们的关系更牢固。

为什么同理心管用

你也许还记得，不管是孩子还是大人的大脑里，都存在两个区域：情绪脑和理性脑。这两个区域通常各管各的，当特别强烈的情绪涌上心头时，想要控制它几乎是不可能的。这种情绪就像一匹脱缰的野马，无论是老师、家长，还是孩子自己，都难以让它平静下来。同理心之所以强大，是因为当一个人听到带有同理心的回应时，大脑中就会发生一种奇妙的变化,理性脑和情绪脑开始协同工作,这对情绪脑起到了安抚作用。带有同理心的回应之所以能起作用,是因为它激活了连接这两个区域的某个关键部位。这个部位位于情绪脑和理性脑之间的重要位置,藏在大脑的深层褶皱里,只有通过分离大脑颞叶、顶叶和额叶才能找到。我们把这个位于两个区域之间的隐蔽地带称为"岛叶"(见图 8-2)。

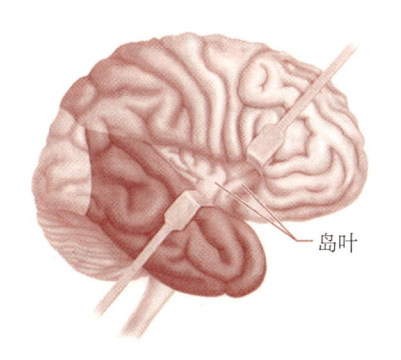

岛叶
- 味觉和嗅觉
- 解释身体语言
- 识别情绪
- 体验情绪
  - 爱
  - 反感
  - 恨
  - 悲伤

图 8-2

当孩子的情绪脑区因为挫败、难过或其他强烈的情绪而过于激动时,他就控制不住自己的情绪了。这时候他就会发脾气——封闭自己,不按大人说的做,或者说出一些让大人难以招架的话。简单来说,孩子此时完全失控,理智已经不起作用了。要帮孩子冷静下来,恢复理智,最好的办法是拥抱孩子,对他遭遇的情况带有同理心,缓解他的激动程度。说一些体贴的话,就像架起理智和情感之间的桥梁,帮助孩子的理性脑平复内心的情感,或者至少听进去大人的话。

用同理心教育孩子

把同理心用作促进大脑发展的工具，最大的难题是，很多父母很难控制和理解自身的情绪。就像之前讲的，大多数成年人经常对自己的情绪感到摸不着头脑，或者说有点儿懵。我们可能没来由地感到愤怒、悲伤或沮丧，自己也搞不清楚到底怎么了，不知道根源上是什么让我们产生了那种情绪。只有少数人能准确理解自己的感受、情绪和需求，并能明智地做出应对，这通常是因为他们接受过训练，学会了自我认知和个人成长。毫无疑问，这些人在孩子的情感教育方面具有明显优势，因为他们对自身和情感世界有更深刻的认识。对很多成年人来说，孩子的情感教育可能就像不识字的老师想教孩子阅读一样艰难。如果你真心想提升自己的知识水平，进而帮助孩子，我建议你开始接受个人成长的训练。对于那些还没准备好的人（或者说所有人），重新熟练一下情绪表达词汇，也是个不错的练习。

大多数成年人的情绪表达词汇，基本就停留在《三周速成英语》（*Learn English in Three Weeks*）那一类书籍的水平。成人描述自己的情绪时，无非就是"好"和"坏"，这些甚至都算不上真正的情绪表达。有些人在自我反思和袒露心扉的时候，能说出下面四种感受——"开心""伤心""生气""烦恼"，包括这些情绪的种种负面衍生词。实际上，我们每个人都知道大概 100 个描述情绪和感受的词，但日常生活中很少用到它们。这是因为社会上认为公开谈论个人情绪不太合适；再者，我们很难准确找出一个词来形容自己都说不清的感觉。不过，好在时代在进步，现在我们都知道，了解和管理自己的情绪有很多好处，其中最重要的就是能提高我们的情绪智力。

想提高同理心，理解它怎么起作用，我一般让学生想象情感世界就像一个大型收音机。这个收音机里有很多不同的频道，也就是我们说的基本情绪，每个频道的声音可大可小。悲伤和哀痛是同一个频道，但悲伤的声音小一些。快乐和狂喜也是同一个频道，只不过狂喜的声音更大。给出一个富有同理心的有效回应，关键是要和对方体会到的情绪处在同一个频道，同时还要注意情绪的强度。比如，你 20 岁，周六晚上去参加派对，主人一晚上都在放维也纳华尔兹。这个音乐很可能和客人的心情不搭，结果一些人会失望地离场。如果放的是更受欢迎的摇滚乐，但声音小得几乎被聊天声盖过，情况也不会好多少。同样，如果一对年轻情侣想在汽车后座营造浪漫氛围，他们可能会选一个音量柔和的轻音乐。若是大声播放点歌台，或是小声播放硬核摇滚，肯定就和浪漫的气氛格格不入了。所以，如果你想对孩子产生同理心，重要的是学会如何听懂他们的情绪。

用同理心回应孩子，和他们建立联系，正确的频道和正确的音量同等重要。假设你儿子弄丢了收藏的贴纸，哭个不停，你如果因为他丢了东西而责怪他，就没法跟他的心情对上号，也算不上有同理心。同样，如果你劝他"别生气了"，他也不会感到安慰，因为他实际上感到的是难过。让孩子开口表达并平静下来的最好办法，是认同他的感受，顺着他说"你肯定特别难过""心都碎了"，然后给他一个大大的拥抱，帮他缓解失落感。同理，假设莫莉刚逮了一只蜗牛做宠物，兴高采烈地向全家人展示，家长如果只说"看你挺高兴啊"，这样并不贴切，与孩子激动的心情不匹配。应该用更兴奋的语气说："莫莉，有新宠物啦！太激动了是不是呀！"这样的回应更能让她感到被理解，她就能和父母分享对新宠物的种种打算，比如给蜗牛造个什么样的房子，或者打算喂它吃什么。后文附上了两张表格，列出了一些主要的情绪，按照频率和强度做了分类。

表 8-1 和表 8-2 列出了大约 50 种情绪。其实人的情感要丰富得多，从孩子表情的细微变化中也能看出这一点。不过这 50 种情绪涵盖面已经够广了，能够应对和孩子讨论的各种话题，帮他们在各种情况下平静下来，理解自身的感受。你会发现，我并没有按照常规把情绪分成"正面"和"负面"两类。原因其实很简单：所有情绪本质上都是正面的，所以我们要认识它们，允许它们在孩子内心世界里存在，不应该对任何感受抱有偏见，因为每一种感受都很重

要。愤怒有时候能帮我们争取生存的机会；挫败感能激励我们下次做得更好；悲伤能让我们体会到事物的美好，意识到自己的需求，还能帮我们理解他人的感受。

表 8-1

愉快的情绪						
强度	常见情绪					
^	平和	喜悦	爱	动力	满足
−	放松	高兴	着迷	活泼	自豪
	舒适	开心	友善	积极	被认可
	宁静	兴奋	亲密	情绪化	满足
	自在	愉快	喜欢	激动	高兴
+		欣喜	爱	投入	
			迷恋	热情	

表 8-2

不愉快的情绪						
强度	常见情绪					
	愤怒	焦虑	恐惧	沮丧	悲伤	疲惫
+	发火	心烦	害怕	暴怒	伤心欲绝	筋疲力尽
	生气	慌张	惊慌	沮丧	受伤	厌倦
	烦躁	不安	不知所措	恼怒	难过	无聊
	不满		尴尬		失望	疲倦
−	烦恼		担忧		悲伤	
			紧张		遗憾	

练习一下

玛丽现在特别难过，她想去公园玩，但天开始下雨了。她哭了 5 分钟，声音越来越响。

别说:"玛丽,别哭了。别担心……咱们改天再去公园。"

试试这样说:"我懂,真烦人,对吧?你特别想去公园,是吧?"

亚历山大在大发脾气。你们正要离开超市,他却想让你给他买根棒棒糖。

别说:"亚历山大,别哭了。我不会给你买棒棒糖的。"

试试这样说:"我明白,你很生气,想让妈妈给你买棒棒糖。"

斯蒂芬妮放学回家,心情不太好,虽然她也说不清是为什么。

别说:"来吧,斯蒂芬妮,开心点儿。咱们来玩公主游戏怎么样?"

试试这样说:"你有点儿不开心,对吧?""嗯,有一点儿。""我明白,我看你的表情就知道你心里有事。"

显然,对一个在超市里大发脾气的男孩说些体贴的话,并不会立刻让他平静下来,但你得坚持。在安抚他、鼓励他冷静下来的同时,跟他说几句体贴的话是个不错的主意。一开始的几句话能吸引他的注意,但得说到四五句话甚至更多,才能明显减轻孩子的不适。

体贴并不仅仅体现在言语上。一个理解的眼神、一次温柔的抚摸、一个亲吻或者一个拥抱,有时候比言语更能触动人心。不要害怕用身体语言来表达你对孩子的爱。把他们抱在怀里，给他们一个吻、一个大大的拥抱，会让他们感到被理解，也更容易平静下来。

最后一条建议：要想以同理心倾听孩子的心声，得先走出成年人的世界，别让成见和偏见影响你。试着站在孩子的角度，走进他们的内心，去理解他们的感受。如果你处在他们的位置，你会怎么想？举个例子来说，想象一下，如果你最爱的人——你的另一半——被其他异性所吸引，你会有什么感受？这种感觉就像孩子发现最爱的妈妈要抛下自己，花更多时间照顾新出生的弟弟妹妹一样。换作是你，不也会对那个新生儿多少有点儿嫉妒吗？

牢记在心

同理心是个特别有用的工具，能给孩子带来安全感，提升他们的自信心。孩子所有的情绪都很重要，也都值得尊重。用同理心去听孩子说话，能帮他们理清楚自己的感觉，还能提高他们的情绪智力。同理心还能帮孩子更好地面对生活中的各种挑战，比如在他们特别难过、生气或者沮丧的时候，帮他们冷静下来。如果孩子自己很难控制强烈的情绪，一个充满同理心的回应就能帮他们平静下来。

第 9 章

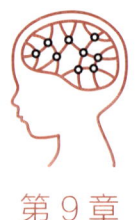

强化规矩和正面行为

> 永远别打击那些一直在进步的人,哪怕进步得很慢。
>
> ——柏拉图[一]

在前两个章节,我们已经明白了耐心、理解和同理心对于教育孩子、提升他们的自尊是多么关键,但教育孩子的工作远不止这些。父母都明白孩子天生爱玩、爱探索,但看到孩子吊在窗帘杆上玩时,他们一般不会太开心。父母也认同孩子得自己摸索着建立人际关系,但孩子要是动手拉别的小朋友头发,想偷别人的玩具,他们一般会及时制止。父母自然也想鼓励孩子去超市的路上全程自己走,不用大人抱,让

[一] 柏拉图:古希腊伟大的哲学家、思想家、教育家、数学家。他提出了客观唯心主义,建立了以理念论为核心的哲学体系。代表作为《理想国》。——编者注

孩子一天比一天更独立，至少让他明白大人抱久了也会累。可以发现，理解孩子固然重要，但帮孩子克服困难、懂得考虑别人的感受，明白怎么按规矩来，这些也同样重要。如果说理解能增强孩子的自尊心，那么后面这些则能增强孩子的自信心，两者对孩子的健康成长都特别重要。

后面的章节中，我们会讨论如何教育孩子理解并遵守规矩，那些基于你个人价值信条、认为对教育孩子比较重要的规矩。每种文化、每个家庭都有自己的规矩。我喜欢看孩子光着脚丫子到处跑，但有的家庭可能要求孩子必须穿拖鞋。可以说，每个家长都有自己的一套规矩，但是让孩子适应这些规矩，在满足自身需求的同时遵守社会及家庭准则的脑区是一样的。要想让孩子接受这些规矩，并在遵守规矩的同时实现个人目标，需要满足两个条件：第一，规矩的制订要明确界限，并严格执行。第二，向孩子明确指出哪些行为是恰当的，同时帮助其大脑正面地记忆这些行为。

接下来我们会聊聊怎么定规矩、守规矩。在这一章里，我会教你怎样帮助孩子学习和记住一些对他们成长有帮助的正面规矩和行为，告诉你几招简单又实用的策略。

树立正面的行为榜样

孩子的智力和情感能力，很大程度上是通过观察和模仿获得的。如果你家不止一个孩子，就一定记得老二模仿老大的种种场景。同样，孩子们也会模仿你，无论是好习惯还是坏习惯。这种模仿是学习的一种基本方式，也是大脑发展的一个重要途径。就像小斑马看到别的斑马逃跑，也会跟着跑一样，孩子如果看到妈妈被蜘蛛吓得大叫，自己也会变得害怕蜘蛛。大脑里有一组神经元，专门负责通过观察来学习，这组神经元被称为"镜像神经元"。比如，婴儿每次看到爸爸叫他们的名字，这些神经元就会让婴儿的唇舌在脑海中做相同的动作。孩子们看到妈妈彬彬有礼、遇事冷静，或是看到妈妈爱发脾气、不尊重别人，他们的大脑也会想象自己做出同样的行为，就像镜子一样反射他们所看到的。这些镜像神经元默默地对孩子的许多行为进行排练，为孩子的大脑编好了程序，让他们在类似情况下如法炮制（见图 9-1）。

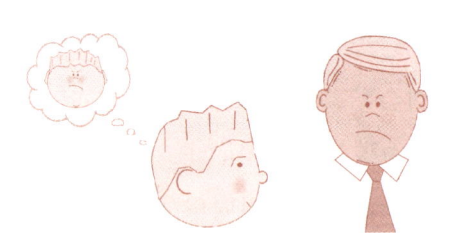

孩子看到爸爸因生气而烦闷的样子，大脑中就会想象自己也同样生气。

图 9-1

所以，培养孩子良好行为的第一步，就是你自己要做好孩子模仿的榜样。如果我们希望孩子积极乐观，但他们听到的都是父母悲观的言论，那我们的努力就白费了。如果孩子总是听到父母互相指责，或是说别人的坏话，那么要教会他们尊重别人就难如登天了。在孩子成长过程中，有一个方面榜样的力量对孩子影响特别大，那就是如何管理愤怒和沮丧。很多研究都表明，孩子会根据他眼中父母的样子，学习何时发脾气，如何控制脾气。这里没办法单独拿出一项来举例子。总结来看，男孩模仿爸爸的行为和表情多一些，女孩模仿妈妈多一些。父母对孩子具有举足轻重的影响力，哪怕是偶尔奚落孩子一句"你懂什么"之类的话，都可能让他对弟弟妹妹和同学表现出轻蔑的态度。哪怕是偶尔对3岁的孩子发一次火，都可能让他在学校里对同学大吼大叫。实际上，研究表明，如果父母经常用严厉的方式教育孩子，比如大声斥责、严厉惩罚或打孩子，这些孩子将来在学校被开除、青少年时期打架、意外怀孕的概率就会更大。这也不难理解，是父母不良的言传身教让孩子在很多情况下难以自控。

不过，我也不想只盯着消极的一面不放。毕竟，言传身教也是一个好机会，父母也可以给孩子展示正面的行为和能力。如果你希望孩子能够勇敢地保护自己，不被人欺负，那就不要总是任由你的老板、姐妹、伴侣摆布。如果你希望孩子诚实，那就要对孩子和他人坦诚相待。如果你觉得吃鱼对孩子很重要，那就自己先盛一大盘烤三文鱼。如果你希望孩子活得开心快乐，那就从享受生活中的点点滴滴开始。所以，我鼓励你抓住做父母的机会，努力成为最好的自己。每个家长、每位老师都有责任通过自己的行为来教育孩子，你也可以利用这个机会让自己变得更好。向孩子展示最好的自己，让他看看你是如何维护自身权益的，如何实现工作目标的，如何社交的，如何追求幸福的。我可以向你保证，孩子会像海绵一样，把你的一言一行都吸收进去。

做最好的自己，并不是要你装出一副无可挑剔的样子，没有人是完美的。别害怕展现真实的自己。我的孩子见过我笑、哭、生气、道歉、犯错，也见过我把事情办妥的样子。我尽量不做作，展现真实的我，同时也在大事小事上努力为孩子做好榜样。难过的时候，我会教他们表达情感、寻求帮助。生气的时候，我会尽量采取适当的方式，让他们知道爸爸和别人一样，也有生气的权利。高兴或者乐观的时候，我会把这种情绪传递给他们。在健康方面，我也努力成为他们的好榜样。第一个孩子出生两周后，我就戒烟了。我以前烟瘾很大，大家都以为我戒不掉。但一想到自己的行为会影响孩子，我可不想在他脑海里留下一个烟鬼的形象。思考了一天，我毅然决然地戒了烟，没用任何辅助手段。我这么做，唯一的动力就是想成为孩子的好榜样。

"孩子会把你当成榜样，向他们展示最好的自己吧。"

强化正面行为

有不少学了"蒙台梭利教育法"[一]的家长，还有不少没学过心理学、神经学的家长，对如何强化孩子的行为感到不知所措。一般认为，强化孩子的正面行为，孩子要么会形成依赖（只做别人认为对的事），要么会变得自恋（觉得自己做什么都对）。确实有研究显示，不加选择地强化孩子的行为，会让他们变得目中无人；每件小事都强化，会让孩子过于依赖别人的看法。我们都知道，任何事都是过犹不及。一味地强化孩子的行为，对他的自尊心不利；但各项研究又指出，适时适度的强化对孩子的成长也是不可或缺的。如果你懂得何时强化、如何强化孩子的行为，可以说教育这场仗你就打赢了90%，孩子也高兴，大人也舒心。父母都希望孩子能慢慢养成好习惯，而孩子如果清楚规矩，知道该如何遵守规则，也就会变得更有安全感。

强化，就是增强行为的过程。它并不是一种过分强调"行为"的儿童教育方式，而是一种自发的倾向。实际上，教育无法脱离强化而存在，因为强化就像对孩子笑一样自然，比如孩子自豪地给你看个东西，你对他笑，或者孩子学

[一] 蒙台梭利教育法：一种以儿童为中心、尊重儿童自然成长规律的教育体系，强调通过提供丰富的学习材料和环境，激发儿童的自主探索和学习兴趣。——译者注

会了新技能，你表示满意。强化有很多形式，从物质奖励（比如玩具）到一个微笑，但研究一再证明，物质奖励作为强化手段效果很差（甚至可能适得其反），更有效的其实是那些简单的行为。关于强化，最有趣的不是大人和孩子做了什么，而是孩子得到奖励时大脑发生了哪些变化。大脑有个负责控制动机的区域，每当孩子的行为得到强化时，这个区域的特殊神经元就会分泌一种物质，叫作多巴胺。多巴胺让孩子的大脑把行为与满足感或奖励联系在一起。简单来说，就是满足感会刺激多巴胺的产生，而多巴胺能让两种想法、两个神经元形成连接。为了帮你彻底搞清楚，我来举个特别直观的例子。比如有一天，你儿子出于好奇，打开了橱柜里的一个盒子，发现里面全是巧克力饼干，他的大脑会立刻感到特别满足。这种满足感会让他把这个行为还有好奇心和满足感联系起来。很快，跟饥饿感有关的神经元就会和代表那盒饼干的神经元连接在一起（见图9-2）。

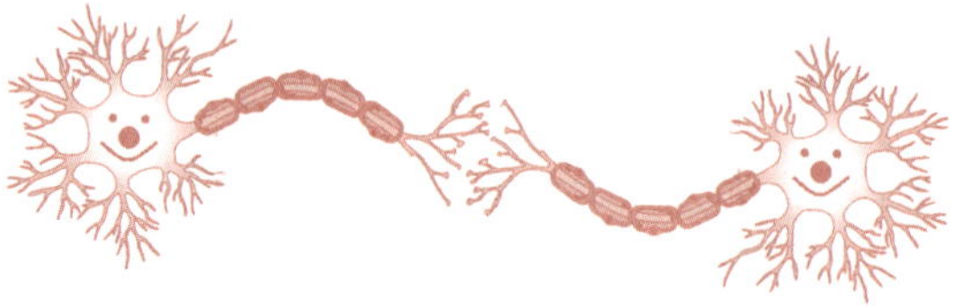

打开饼干盒，饥饿感得到了满足，感觉不错。
图 9-2

刚刚介绍的这个浅显的道理，其实就是学习的基本原理。正因为得到了奖励，孩子认识到这个盒子里全是巧克力饼干，能满足他对甜食的渴望。这个道理特别重要。说到底，父母教育孩子，都希望孩子学有所得，能够在大脑建立连接，学会自立，实现目标，活得开心。孩子会从你这儿学到习惯、思考方式、原则、价值观和知识。如果你能把你认为对他们有益的行为，与让他们感到满足、被认可的感觉联系起来，就能更好地激励他们的行为。

用这个基本原理能做的事情太多了：无论是教孩子停止尿床，预防不良行为，还是培养阅读兴趣，养成积极心态，抑或是教会他们日常生活中的小事，比如自己穿衣、自己吃饭。一旦掌握了强化的正确方式，你就会发现孩子生气和沮丧的情况越来越少，因为他们的大脑会在这些情绪出现之前识别它们，并理解这些情绪在某些情况下是不合适的。不过强化也不是怎么做都对，咱们接着往下看。

如何强化

强化的方式多种多样，有的起作用，有的不起作用，有的可能适得其反。给孩子奖励时要讲究适度。如果孩子听话关掉电视，你给他一个星球大战玩偶，但他自己主动去洗澡，却只换来一句"真棒"，孩子可能就会感到困惑。最有效的奖励，应该是与孩子的行为相契合的。比如说，孩子听你的话去洗澡，你可以在浴缸里放些泡泡，或者陪他一起洗；如果他主动关掉电视，不妨陪他做一些看电视之外的活动，比如来一场枕头大战。

我们选择的强化或奖励的类型很关键，有些强化或奖励效果不佳，甚至可能适得其反，有些则更让孩子满意，效果也更好。一般来说，物质强化不如情感强化那么打动人心，因此效果也没那么好，这可能与我们的常识不符。可以肯定地说，星球大战玩偶比不上枕头大战的激励效果，即使看起来并非如此。原因有两点：首先，大脑更容易将距离更近的神经元群联系起来。也就是说，大脑更容易把关掉电视这种正确的社会行为与枕头大战这种社交活动联系起来，而不是与星球大战玩偶这样的物件联系起来。其次，和大人一起玩耍能引发与玩玩偶不同的情感反应。前者更能有效地激活分泌多巴胺的神经元，因此对恰当行为的强化作用更强。正如我们在图 9-3 中看到的：第二种情况下，神经元之间形成的连接数量比第一种更多。

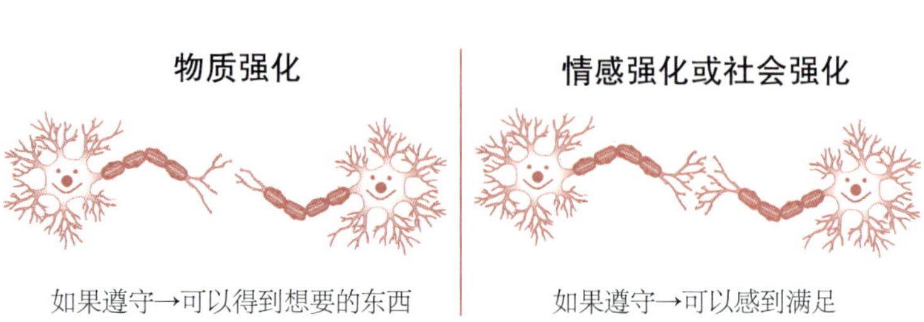

物质强化	情感强化或社会强化
如果遵守→可以得到想要的东西	如果遵守→可以感到满足

图 9-3

使用物质奖励的危害不只是效果不佳的问题。每次对孩子的强化其实都在传递一种观念，培养他们的价值观。孩子听话、帮你忙的时候，如果你陪他们玩，对他们表示感谢，孩子就会明白，通过合作可以和他人建立联系，这是非常重要的价值观。

如果你总是用玩具作为孩子做事的奖励，他们可能就会误以为拥有物质才是生活的核心。长大之后，他们必然需要拥有更多的物质才能感到满足和被认可。如果你觉得孩子将来不可能成为百万富翁，买不起那些让他们自命不凡的东西，那你这样做可能就会无意中让他们觉得自己不够优秀、不够快乐。即便你确信孩子将来会非常富有，用物质奖励来激励他们也不是个好办法。因为这样可能会让孩子学得更慢，无法真正理解爱与互助的价值。依我看，物质奖励还是少用为妙。

食物奖励也是同样的道理。如果你总是用糖果、甜食、大包薯片作为对孩子的奖励，这对孩子来说并不是好事。甜食和油腻食品会让孩子体内的血糖飙升，给他们的大脑带来极大的愉悦感。从脑化学的角度来看，很难有什么东西比得上一块巧克力带来的快感了。等孩子长大了，想要寻求满足感的时候，大脑就会渴望甜食或其他东西，来满足儿时形成的对糖分的依赖。如果你不想让孩子依靠食物来获得自我满足感，那么建议不要用食物作为奖励。有时候，可以用包含甜食的活动对孩子进行强化，比如孩子整个夏天表现得不错，可以奖励他们去冰激凌店。在这个活动中，和爸爸或妈妈一起外出散步的乐趣与吃冰激凌一样重要。

不过一般来说，我更推荐用社交奖励对孩子进行强化。比如感谢他们、祝贺他们，给他们一点儿小特权——允许他们帮你倒垃圾，或是陪他们玩最爱的游戏。以下是一份奖励清单（见表 9-1），根据效果的好坏进行了排序。

表 9-1

有效奖励	没那么有效的奖励
• 陪孩子玩他们喜欢的游戏 • 让孩子承担小任务，比如拿钥匙 • 给孩子一些小特权，比如让他们决定晚饭吃什么 • 表扬他们做得好 • 祝贺他们 • 感谢他们	• 提供玩具等物质奖励 • 食物 • 告诉他们已经做得很好，但还有进步空间 • 当着别人的面过度表扬他们，到了令人尴尬的地步

选择奖励的时候，需要考虑孩子的兴趣和喜好。有的孩子愿意帮忙做饭，有的则更愿意帮忙洗车。对一些孩子来说，最好的奖励可能是和妈妈一起画画；而对另一些孩子来说，一起读个好故事可能更有意义。

不管怎样，要记得奖励不应该成为孩子做事的唯一诱因，而应该是做出正面行为后带来的一种愉快的结果，鼓励孩子自发地重复这种行为。比如说,如果孩子只是为了能和妈妈一起画画而被迫去洗碗,这样的奖励就没有太大意义。孩子不会从中学到承担责任的重要性,只学会了如何通过做事来获得好处。因此,重要的是要牢记:应该在孩子做了值得夸奖的事之后进行强化("你今天把桌子收拾得真好,晚上咱们读两个故事"),而不是拿它作为某件事的交换("如果你把桌子收拾好,晚上咱们就读两个故事")。虽然听起来差别不大,但对孩子的大脑意义非凡,代表着两种截然不同的教育。第一种做法能让孩子感到自信和满足,而第二种做法则会让孩子觉得父母不信任他们,仿佛他们是驴子,必须给胡萝卜才肯好好表现一样(见图9-4)。

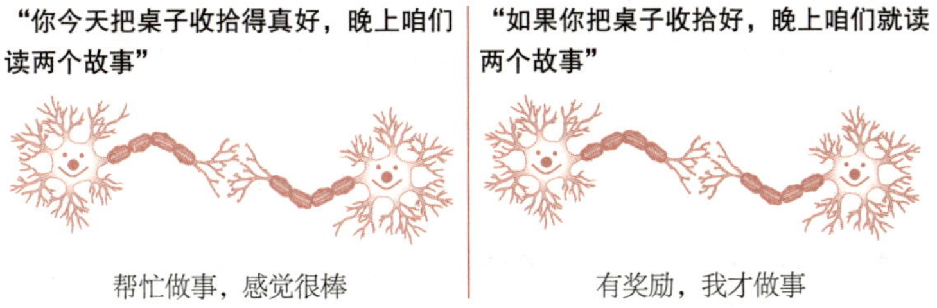

"你今天把桌子收拾得真好,晚上咱们读两个故事"	"如果你把桌子收拾好,晚上咱们就读两个故事"
帮忙做事,感觉很棒	有奖励,我才做事

图 9-4

何时强化

(1)必要的时候。首先你得知道,强化是生活中自然会发生的事。孩子探索世界,发现了新奇的东西,会感到满足;小男孩跟几个月大的弟弟说话,弟弟朝他看,会让他感到满足，弟弟有了回应，小男孩也会体验到与他人建立联系的快乐。我们不需要对孩子的每个举动都表扬或奖励，如果总是不停地夸奖，表扬的话就会变得一文不值了。最好是看到孩子有进步，展现出努力、专注等新的积极态度，改正错误或是想要分享自己快乐的时候，再给予奖励。

（2）**立即强化**。我们知道，强化越是紧跟在行为后面，效果就越好。大脑的反应是以毫秒计的，所以要想把两种行为联系起来（比如将收拾玩具与愉悦的感受或妈妈的称赞联系起来），二者必须得紧挨着。

（3）**分阶段强化**。有时候，面对一些需要长期坚持的挑战，我们不能立刻给予奖励。比如说，你给大女儿定了一个目标，让她每天把脏衣服放进洗衣筐，坚持一周。这对孩子来说可能是个不小的挑战，但我们可以通过一些方式来增强她的成就感，比如每次她做到了，就在黑板上打个钩，或在筐边的纸上画个笑脸。这样一来，不仅让孩子每次完成任务都能通过认可的方式获得奖励，还将最终奖励分解成了一系列更容易得到的小奖励，教她学会延迟满足——这对大脑来说着实是个很难掌握的技能，决定了谁能实现目标，谁不能实现。帮助孩子把长期目标拆分成可实现的小步骤，是种非常有效的策略。

（4）**孩子有进步的时候，给予强化**。据我所见，家长在子女教育上最常犯的一个错误就是不懂得对孩子的进步给予奖励。他们经常会遇到一些令人头疼的情况，比如孩子打弟弟、咬同学或是不好好穿衣服。这里我有个有价值的建议：别等孩子做到完美才表扬。只要孩子比前一天做得稍微好一点点，或者问题少一点点，都要及时给予奖励。

过去15年，我一直在帮助那些行为问题特别严重的患者，我发现不论哪一例，要想养成良好行为，关键是要评估和关注那些小的进步。人如果能说变好就变好，那就太好了，比如跟一个两岁小孩说，"吉米，别再咬人了"，他立刻就改了，那多好啊。但我们知道大脑并不是这样运作的，改变得慢慢来，需要不断重复、一点点接近目标。我常打这样一个比方：要让孩子的大脑发生变化，就像在草地上蹚出一条新路来一样。孩子要想习惯走新路，得先离开之前的老路。

此外，孩子得坚持往我们指的方向走，还得沿着这条路反复走，日复一日，直到把草踩平，形成一条土路。最后我们要相信，草会重新覆盖那些不再走的老路。可以说，激励孩子的最佳方法，就是在他们踏上指定道路的时候给予强化。

伪强化

伪强化指的是带有其他意味的威胁、奖励或强化，其结果往往会适得其反。

（1）**流露出不满的强化**。孩子有了好的表现，如果我们还是流露出不满的情绪，想让孩子做得更好一点儿，他就无法获得起强化作用的满足感，反而会产生挫败感。比如，如果安吉拉的妈妈这么说，"你是把东西都收拾好了，但还得我三番五次地提醒你"，安吉拉就会觉得妈妈对她的行为并不满意，她会认为即使自己努力了，也得不到认可。

（2）**带有怨气或引发内疚感的强化**。孩子穿衣服方面表现很好，这时候如果你对孩子说，"很好，理查德，今天自己穿衣服了，做得不错，不像以前那样了"，孩子听了这话，会立刻感觉到你在责怪他以前做得不好，这样的强化就失去了意义。

（3）**包含强制性的强化**。比如我们对孩子说，"真棒，爱丽丝，以后也要这样哦"，孩子会感觉到这是一种命令，而不是真正的表扬。这样一来，她心里感受到的就不是满足，而是沮丧。

图 9-5 描述的是儿童面对伪强化大脑产生的反应。

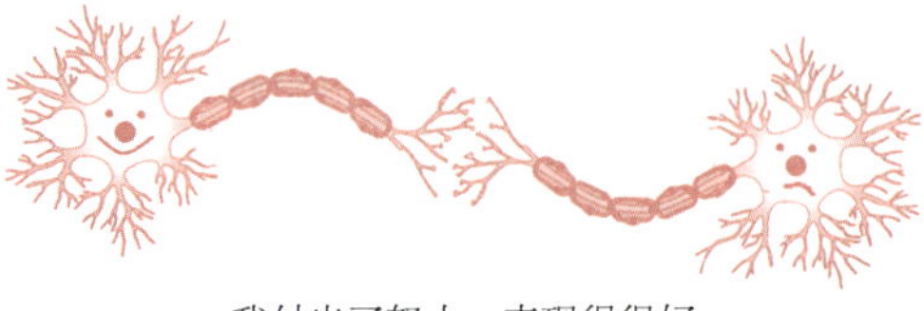

我付出了努力，表现得很好
→我感到难过、沮丧

图 9-5

可以看到，伪强化带来的最直接的后果就是让孩子感到难过、沮丧。短期内，这种强化不会起作用，因为孩子并没有获得满足感，他们可能要过一段时间才能重新好好表现。长远来看，总是重复这种伪强化会让孩子在情感上和父母疏远，这些不满会像毒箭一样伤人，让孩子在情感上和父母拉开距离。

牢记在心

教子有方的家长有个很重要的特点，就是擅长用强化去增强或鼓励孩子那些符合社会规范的行为（见图9-6）。不要什么时候都进行强化，多数情况下，孩子自身的满足感就是最好的强化。强化行为的最佳时机，是你教他们新技能的时候，或者他们在某个行为上有所进步的时候。最关键的是，用认可、陪伴和爱来强化孩子，尽量少用物质奖励和食物奖励。

不要说……	试着说……
"你已经做得很棒了，但还能更好。" "不错，今天自己穿衣服了，不像以前那样了。" "爱丽丝，做得真棒，希望以后也要这样哦。"	"你做得真棒。" "自己穿上衣服啦！加油，理查德！" "爱丽丝，你是最棒的。"

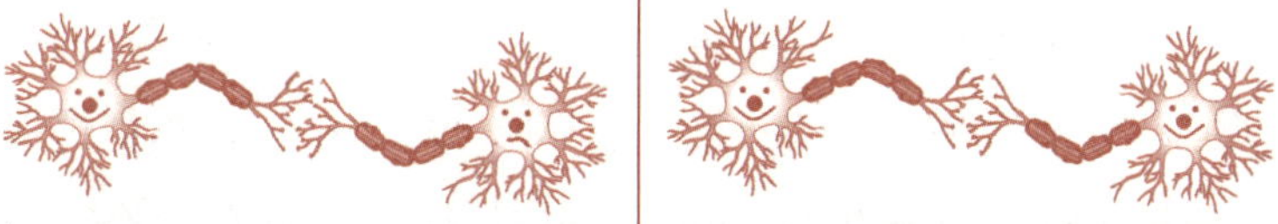

图 9-6

第 10 章

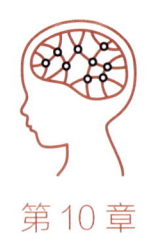

惩罚的替代品

帮别人圆梦，你的梦想也会成真。

——莱斯·布朗[一]

可以把孩子的大脑想象成一列两头都有蒸汽机的老火车。一头的蒸汽机指向正面行为，能帮助孩子实现人生目标；另一头的蒸汽机则指向负面行为，会招致困难和痛苦。现在，想象你对孩子说的每句话都像一根木柴。你想把这根木柴扔进哪个炉子里？是推动火车朝着满足感去的那个，还是推向不满的那个？很多心怀不满的父母，总是把注意力全部放在孩子的负面行为上。学校里也是一样，有些老师苦于

[一] 莱斯·布朗：美国著名励志演说家、主持人。他曾是俄亥俄州众议院的议员，出版了多本畅销书，帮助人们实现自我提升。——译者注

孩子们不配合，喜欢专门盯着他们的负面行为。老盯着负面行为，就像往朝着困难行驶的机车锅炉里添柴。你可能会觉得，自己有义务留心孩子的每一个负面行为，这样才能防止他们再犯，但很多时候，这么做只会助长更多负面行为。如前一章所述，鼓励孩子正面行为的最好策略是着眼于他们的良好表现。那我们该如何纠正孩子的负面行为，同时又能专注于正面行为呢？答案是：寻找惩罚的替代品。

为什么惩罚不管用

对孩子进行惩罚，不论是不让他们骑自行车，还是叫他们胆小鬼、爱哭鬼，都会带来三个负面后果，这是所有父母和教育者都应该避免的。第一个负面后果是，这会让孩子觉得惩罚别人是处理关系的一个合理手段：叫孩子胆小鬼、爱哭鬼，对他们有什么正面作用？不让孩子骑自行车，对他们和社会又有什么好处？可能一点儿都没有。孩子可能只会学到一点，就是不开心的时候向他人发泄，通过让别人难受，来弥补自己受到的伤害。不知道你对此怎么看，总之这不是我想教给孩子的价值观。惩罚孩子的第二个负面后果是它会引起孩子的内疚感。一般孩子一哭，或者难过了一会儿之后，惩罚就会撤销。也就是说，孩子哭泣或失去尊严请求宽恕的时候，父母就会撤销惩罚。孩子很快就会明白，当他们为做错了事感到难过的时候，父母会宽恕他们，重新给他们爱。这种机制简单易行但影响极差，是孩子内疚感的根源，这种感觉可能会伴随他们一生。此外，惩罚并不能让孩子忘却不良行为带给他们的感受。换句话说，喜欢打人的孩子并不会因为受到惩罚而忘记打人带给他的满足感，这就是为什么订立规矩更有效，能从源头上防止不良行为的发生。简单来说，孩子因表现不佳受到惩罚，可能会建立起对成长没什么帮助的关联，如图10-1所示。

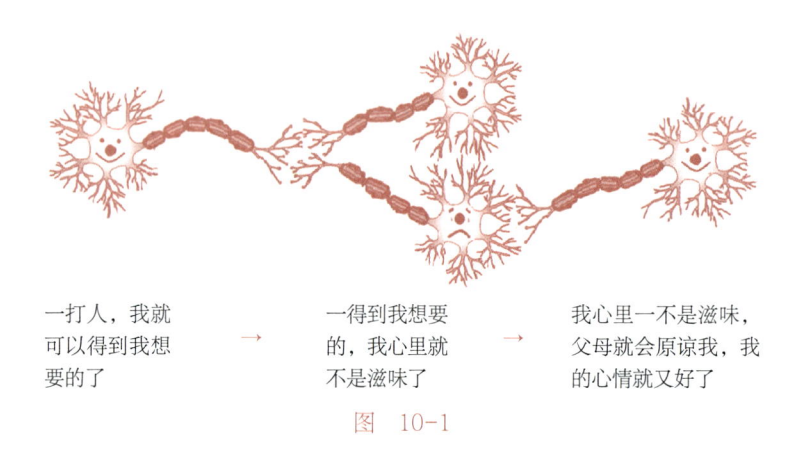

一打人，我就可以得到我想要的了 → 一得到我想要的，我心里就不是滋味了 → 我心里一不是滋味，父母就会原谅我，我的心情就又好了

图 10-1

惩罚的第三个负面后果，也是我认为最糟糕的一个，就是它对孩子自我认知的影响。我们惩罚孩子，因为他们不听话，或者说他们不乖，孩子的大脑就会用这些话来形成"自我认知"。每次我们说孩子"你怎样怎样"的时候，孩子的大脑就会记住这些话并存放在海马体里。海马体是大脑中负

责存放对周围世界的认知和自我认知的部分（见图10-2），帮孩子在生活中做决定。也就是说，比如，孩子如果知道狗狗摇尾巴表示开心，就会去摸摇尾巴的狗；如果知道人们夏天吃冰激凌，天热的时候就会向妈妈要冰激凌，清凉一下。同样，孩子如果觉得自己勇敢又听话，他们就会照着这个标准做；如果父母、老师的话让他们觉得自己不听话，他们就会表现出不听话的行为。觉得自己不听话、爱哭、自私、懒惰的孩子，会根据这些自我认知来采取行动。因此，没有什么比孩子记忆中对自己的负面评价更损害他们的自我认知和潜力了。

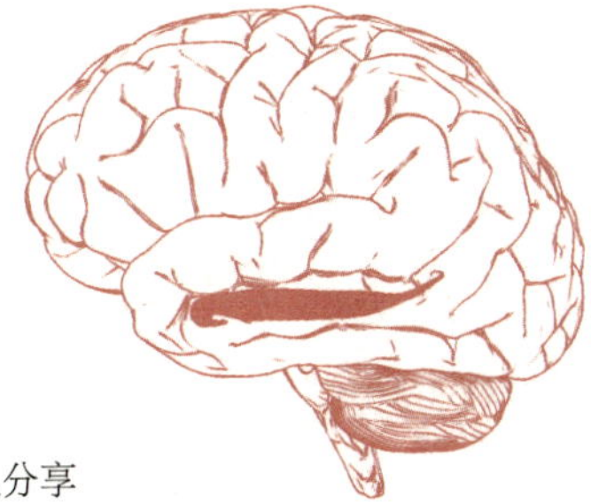

海马体
对世界的认识
- 我的老师叫索尼娅
- 夏天我们吃冰激凌
- 狗狗开心时会摇尾巴

对自己的认识
- 我是个胆小鬼
- 我很勇敢
- 我是个爱哭鬼
- 我很有耐心
- 我很自私
- 我知道怎么与人分享

图 10-2

伪惩罚

惩罚不起作用的原因还有一个，那就是它可能是所谓的"伪惩罚"。伪惩罚包括训斥、发一通脾气或者实施传统意义上的惩罚，这些不但不能阻止孩子的不良行为，反而可能适得其反。当孩子（尤其是那些缺少父母关注的孩子）发现做错事能获得更多关注时，就会出现伪惩罚的情况。比如，休发现自己每次打弟弟时，妈妈就会来训斥自己，对孤单的孩子来说，被训斥也好过被忽视，所以他还会继续打弟弟。遇到这种情况，妈妈最好换个方法。比如，当他一段时间没打弟弟时，妈妈可以表扬他。或者在弟弟睡觉后，每天专门抽时间陪陪他。妈妈当然不能放任孩子打弟弟，但可以奖励正面行为，而不是总指出负面行为。这样，每位家长都可以避免惩罚孩子，通过关注孩子的正面行为，不过分突出负面行为，来改变现状（见图 10-3）。

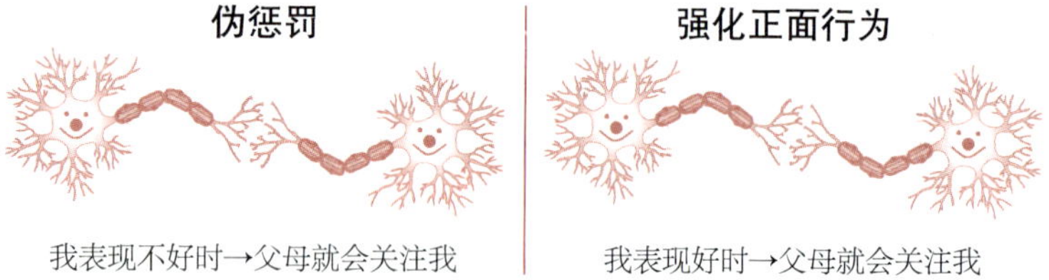

伪惩罚	强化正面行为
我表现不好时→父母就会关注我	我表现好时→父母就会关注我

图 10-3

明白了吧，惩罚孩子其实是一种不太靠谱的教育方法，还会妨碍孩子的成长。偶尔惩罚一下可能会有用，但它总会带来一些不好的影响。这并不是说我主张对孩子放任自流。比如，孩子打了人，惩罚他总比不闻不问强。我想说的是，还有很多其他方法，既能避免惩罚的副作用，又能更有效地教育孩子。下面我们就会探讨这些方法。

替代惩罚的方法有很多，能帮你用更积极、更有建设性的方式来纠正孩子的行为。

帮助孩子达成目标

惩罚的目的通常都是帮孩子长教训、实现目标。假设你是一位心脏病专家，一次常规检查中，你发现最好的朋友患了心脏病，如果不开始锻炼，不改变饮食习惯，心脏病就会发作，对她的健康产生负面影响。在这种情况下，你会怎么做？是等她心脏病发作后，再埋怨她饮食习惯差，缺乏锻炼，还是和她谈谈，帮她减减肥，吃得更健康一点儿？如果你们是好朋友，你肯定毫不犹豫，会竭尽所能去帮助朋友战胜疾病。有了为人父母的那份额外动力，家长们更不应该坐等孩子失败，而应该帮助他们实现目标，让他们感到开心。如果你知道儿子桑迪在沮丧时容易咬妹妹，就别等到事情发生，别让桑迪咬她，坐在他旁边，一旦发现他情绪沮丧，就帮他控制住自己。如果史蒂芬不回应爸爸的呼唤，他爸爸可以继续在那里叫喊他，越来越生气，也可以选择走过去，轻轻地拉着史蒂芬的手，带他到想去的地方去。第一种做法注定双方都不会满意。但只要给予孩子一点点帮助，父子俩都能感觉更好，也能达成目的——父亲掌控了局面，史蒂芬也会去爸爸要求去的地方。同样，如果罗希吃饭拖拖拉拉，我们可以选择生气，或者把肉切成方便吞咽的小块，喂她吃，甚至在她尽力吃完大部分之后，允许她剩一点儿。

帮助孩子不犯错还有一大好处，就是能够促进"零失误学习"。这种方法原本是给记忆存在缺陷的人准备的，背后的理念是：如果第一次就做对了，任何人都能学得更快。在孩子容易失败的地方给予适当的帮助，让他们能够顺利做好，其实就是在帮他们更快地学习。

建立后果意识

生活中，每个行为都会带来相应的后果。比如面试迟到会给人留下不好的印象，导致得不到工作；开车超速可能会收到罚单；烹饪时多花点儿心思，食物就会更美味。一提到后果，父母往往就会想到惩罚，其实大可不必。生活呈现的后果足以让孩子明白哪些行为能带来更好的结果。父母要做的，可能只是根据一些基本原则，让孩子看到他们行为的后果。例如，马丁总是在卧室里乱丢玩具，引得家里争吵不断。他的父母可以定个规矩：不把玩剩下的玩具收好，就不能拿出新的玩具。这并不是不让他玩，孩子可以在家里跳来跳去，翻跟斗，或者假扮亚马孙河里的鳄鱼。但是他必须先收拾好手上的玩具，才能再拿新的玩。我记得几个月前，我和妻子因为孩子吃晚饭拖拖拉拉而头疼不已。他可以在一盘菜、一个煎蛋、一杯牛奶上面耗上一个半小时。等他准备好睡觉了,我们也困得不行了。这孩子并不是不听话,也不是胃口小,只是习惯慢慢吃,一边吃一边编故事,讲个不停。我们想让他吃得快一点儿,但尝试了各种方法都没有效果。这样持续了几个月,直到有一天我们发现,他特别喜欢睡前故事,甚至比餐桌上聊天还喜欢。如果我们选择惩罚,可以威胁他如果不按时吃完饭,就没有睡前故事听。但我们没有那么做,而是定了个规矩:晚饭开始 45 分钟后准时讲睡前故事。这个时间吃饭不算紧张。我们告诉孩子,不管有没有吃完,故事都会按时开始。规矩实行的第一晚,一切照旧,只有我独自躺在孩子的床上,在晚饭开始 45 分钟左右后,自顾自地读了《我们要去捉狗熊》(*We're Going on a Bear Hunt*)的故事。他和妹妹都愣住了,非常生气,哭着让我再读一遍。我当然拒绝了,相信他们能克服沮丧的心情。第二天,他们 35 分钟就吃完了饭,我们不仅读了熊的故事,还额外读了两个,算是对他们快速吃完的奖励。从那以后,我们每晚都是在晚饭开始 45 分钟后准时讲睡前故事。有时会因为孩子忘了上厕所或刷牙而多等一会儿,但现在基本总能准时开始睡前故事。你也可以为孩子那些爱拖拉的事儿设定些规矩。孩子们自然而然就会适应,这样的方法不仅比直接惩罚他们更有效,还能避免让孩子产生内疚感。

换个角度看问题

就像前面章节提到的，强化比惩罚更有效，所以下面这个策略特别管用。执行起来也简单，只需调整一下你对奖惩的看法。比如说，特丽莎如果总是惹妹妹不高兴，一些父母可能会立规矩："特丽莎，要是再这样，吃完零食就不许看动画片了。"在孩子眼中，这规矩还算公道。但我们可以做得更好。如果父母真这么定规矩，实际上还是在关注她惹恼妹妹的行为，一旦她不遵守，大家都会不开心。我们换个思路，就可以用更积极的方式同样扭转局面。新规矩可以是：零食时间表现好的孩子可以看动画片。这样，焦点就变成了正面行为，守规矩就能带来满足感。这个办法简单却有效，但是最有经验的父母有时也会想不到。定规矩时，尽量从正面出发。如果发现自己开始频繁地想到惩罚，记住，你完全可以换个规则，让孩子把精力（以及控制意志力的脑区）都放在正面行为上。

弥补过失

纠正不当行为的另一个基本原则是：当孩子对他人或物品造成损害时，要采取补救措施。弥补过失是一种非常有效的负责任的行为，是负面行为自然带来的后果。

记得有位不知所措的母亲告诉我，儿子迈克尔从朋友家顺走了玩具。她焦急地询问对方的父母，是不是他们把玩具送给了她儿子，答案自然是否定的。在她亲自把玩具交还了回去，还道了歉后，我教给她一个最好的办法：应该让孩子来弥补过失。过了一个月左右，我又碰到了这位妈妈，问她近况如何。她跟我说，上次聊完天的几天后，她儿子又从朋友家顺走了几张贴纸。回到家，她发现这些贴纸不是儿子的，就告诉他得第二天还回去，还要为拿走贴纸道歉。第二天，迈克尔哭闹着不想去，求她帮忙还回去。这位妈妈既温柔又明智，告诉儿子自己会陪着他一起去。情绪平复了一些的迈克尔，在妈妈的鼓励下，鼓起勇气把贴纸还了回去，也道了歉。此后的几个月里，迈克尔再也没从朋友家顺走过玩具。后来，他还会向妈妈请求，希望能带些玩具去朋友家交换着玩，而且都会事先征求对方的同意。

通常情况下，让孩子明白行为后果比迈克尔那时经历的要容易，也不会让他们感到特别难受。比如孩子打了兄弟姐妹，弥补的方式就是道歉并给个拥抱。要是他们把食物扔到地上，就得自己捡起来扔进垃圾桶。如果玩的时候不小心洒了牛奶，不要责怪他们不小心，而要帮他们找块抹布，教他们怎么清理。这样，孩子的大脑就会学会待人接物怎样更小心，不但不会留下心理负担，还会很有乐趣。更重要的是，就像我教导自己的孩子时说的："你自己有手，为什么要让我来收拾？又不是我弄掉的。"

牢记在心

惩罚是教育孩子时最不招人喜欢、教育意义最弱的方法，有时候孩子故意找打或找骂，其实是想得到父母的关注。

特别要记住，孩子都需要很多时间玩耍，也需要父母的关注。责备他们实际上是在惩罚他们的需求，反而会强化他们的不良行为。要找到有效的替代方法，避免孩子掉进不良行为的陷阱。要明确后果，如果他们的行为伤害了别人或弄坏了东西，就要坚持让他们弥补。最关键的是，哪怕感觉快压不住火了，也要帮他们把事情做好。记住，好朋友不会干坐着等你来打招呼，而是主动走过来迎接你。你也应该主动一些，帮孩子达到你的期望。与其生气和沮丧，不如帮孩子感受到胜利的喜悦。

第 11 章

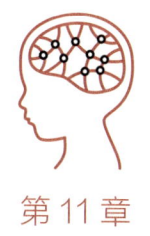

平和地设定限制

关于限制，教育界颇有争议。最大限度地减少限制和规则是全球教育的发展趋势，也是很多家长的诉求。孩子本人往往是最先反对在教育中设限的那个。没有什么比让孩子始料未及的限制更能暴露他们的阴暗面了。即便是最乖巧的孩子，在面对不得不遵守新规矩的苦恼时，也会变得暴躁，这正是许多家长、教育人员在设定和执行规则时遇到的困难所在。人们害怕和愤怒的孩子打交道，不愿看到孩子苦闷不堪，于是催生了主张减少限制的教育理论。然而，根据个人经验和教育界专家的看法，这种理论是个严重的错误。

作为神经心理学家，我坚信限制对于大脑发展是必不可少的。之所以这么说，是因为大脑里存在一个区域专门负责限制的设定和执行，帮人们应对服从限制带来的沮丧感。这个区域也就是我们常说的前额叶（见图 11-1），对追求幸福至关重要。见过前额叶受损的患者，就会发现他们难以控制自己的愤怒，不尊重他人的边界，也难以遵循社会规范去实现目标。人类大脑经过数百万年的演化，形成了这些设定限制的结构，古往今来，正是它们提高了我们的生存机会，让我们能够更好地在社会中共同生活。

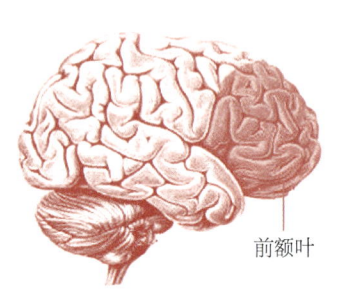

前额叶
- 内化规则
- 自我控制
- 规划
- 组织
- 解决问题
- 发现错误

图 11-1

有些父母总是反对给孩子设定限制，却没意识到，如果孩子不想好好坐在餐桌旁吃饭、不想自己走路要爸爸抱或者总是要妈妈喂奶，一味地迁就他们是不对的。家长也应该根据自己的需求和愿望来划定界限，让孩子理解生活中应有的限制。以喂奶为例，这是个特别有争议的话题。孩子三四个月大的时候，就能平静地等一小会儿再吃奶了。也就是说，母亲可以在一定程度上控制喂奶的时间。比如你要开车出门，可以在上车前喂饱孩子，这样就不必在驾驶中喂奶。同样，如果你在等公交车，也可以等上车后先找个舒适的位置坐下，再满足孩子的需要。按需喂奶对养孩子来说当然是最好的，但这并不妨碍我们训练孩子在特定情况下学会稍做等待。

在教育方面，设定限制对孩子的成长至关重要。我们知道，孩子设定自己的限制、自我控制的能力，是学业和社交成功的关键指标。和老师们一交流你就会明白，现在的孩子对限制的需要甚至超越了爱和关怀。就连注意障碍这样的常见问题，很大程度上也是缺少限制造成的。稍后，我们会探讨如何通过设定限制来促进孩子的智力和情感发展，以及如何预防注意障碍和其他心理问题。我希望你能意识到教孩子学会认可、尊重限制的重要性。在本章中，我将分享如何为孩子的成长制订并执行有益的限制。这样，你和孩子都能避免不必要的烦恼。

设定限制的态度

想象一下，你可能遇到过这样的场景。设想一个1岁大的宝宝爬到了厨房的水槽下面，打开了柜子门，好奇地看着里面的洗涤剂、漂白剂和洗碗机用的洗涤块。这时候你会怎么做？你肯定会毫不犹豫地把孩子手里的东西拿走，关上柜门，把孩子带离那里，对吧？那么现在，请你记住这个情景，想象一下从孩子手中取走漂白剂瓶子时那种平静的感觉。这也正是有效设定限制、避免不必要的冲突所需要的态度——知道自己这么做是为了孩子好，没有探讨的必要，清楚事情的结果会怎样。当你的孩子要打别的小朋友、想从高处跳下来或者想不戴围兜就吃饭时，你的态度应该和夺过漂白剂瓶子时一样直截了当、干净利落。简单来说，如果不想让某件事发生，就要防患于未然。

对不良行为设定限制至关重要，能避免孩子大脑中形成不利于智力、情感和社会性发展的神经连接。举个例子来说，如果一个孩子想要另一个孩子的玩具，可能会通过打对方来获取。这样一来，虽然得到了想要的东西，获得了满足感，却破坏了重要的社交规则。相反，如果我们通过设定限制，不让孩子抢走对方的玩具，就可以避免他形成神经连接，重复这种不良行为（见图 11-2）。

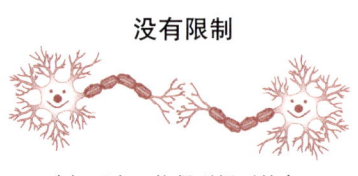

没有限制	设定限制
我打了人→能得到想要的东西。我会继续打人	我打了人→得不到想要的东西。我不会再打人了

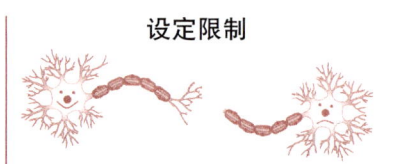

图 11-2

设定限制不仅能制止不良行为，帮助孩子提高自控力，还能让孩子更容易寻找其他选择，提高孩子的灵活性和适应性。

何时开始设定限制

许多父母没有意识到，从孩子出生那一刻起，限制就成了孩子生活的一部分，重要的是让他们逐渐适应。在子宫里，婴儿完全不知道什么是限制，与母亲融为一体，没有任何隔阂。我们在母亲肚子里感受到的融合与安详宁静，可能正是许多成年人难以接受各种限制的原因。然而，存在限制是生活的规律。出生后，情况就不同了。如果分娩顺利，母亲和婴儿能在出生后的最初几小时有幸保持肌肤接触，稍后母亲想去厕所或是去洗澡的时候，就会和孩子第一次分开。此时，母亲是无法与孩子在一起的，从那时起，就会出现许许多多的时刻，无论婴儿如何反抗，都无法得到想要的。从最初这些点点滴滴开始，限制就开始变得不可避免了。

父母需要对孩子设定限制的时机，往往是孩子开始四处活动的时候。当你抱着孩子时，他可能想挣脱你往地上蹦；给他换尿布的时候，他可能会不断翻身。遇到这种情况，重要的是记住"漂白剂瓶子"原则。你认为孩子在地上打滚是好事吗？你认为在孩子翻身时更换尿布可能吗？如果这两个问题的答案都是否定的,我建议你平静、充满爱意而又坚定地抱起孩子,就像对待"漂白剂瓶子"一样。当然,你可以享受无尽的乐趣,看着他翻身,看着他探索他在地上看到的东西,但如果那一刻你真的需要给他换尿布或带他去某个地方,尝试坚定而平静地抱着孩子,温和地对他说"现在不行"或"等一下"。这样,你就能帮孩子建立神经连接,这将使他受益一生(见图11-3)。

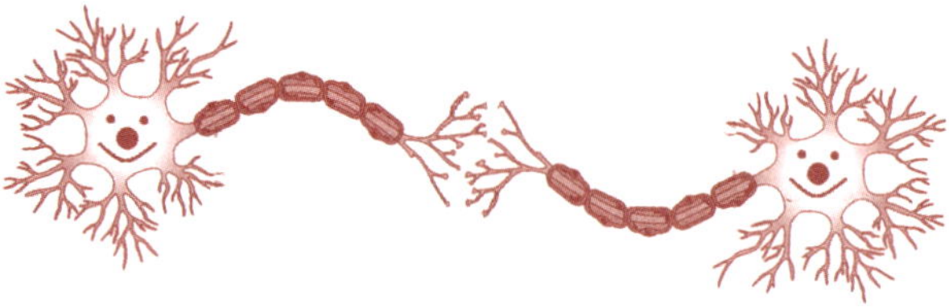

尽管我现在想要某样东西……但我能够稍等一会儿

图 11-3

书中后文将带你了解学会等待对孩子大脑的重要性。现在,咱们来重点关注限制对情感和智力发展的作用。

限制有时不只是让孩子稍等一会儿再做想做的事。特别是随着孩子长大,很多时候需要用"不可以"替代"现在不行"。不过原则是相同的:你在说"不"时越坚定、清晰、平静和充满爱意,你的孩子就越容易理解。例如,儿子早餐后想看电视,但家里规定上学日早晨不能看电视。尽管儿子早起迅速吃完了饭,规矩也不能变。你可以默默关掉电视,或者带着爱意处理这种情况，先表扬他吃完了早餐，然后解释为什么不允许他看电视。不过，你可以陪他读五分钟故事。两种做法，虽都尊重了规则，但实施方式不同，可能导致不同的反应。第一种可能引起孩子对你的愤怒，第二种则可能让孩子尊重你的决定，并欣然接受。我想告诉你的是，落实限制有多种方式。有的可能导致孩子发脾气，恶化亲子关系，有的则可以预防冲突，建立相互信任。接下来，你会学到我所说的"成功设定限制的七大黄金法则"，即如何设定限制，让孩子在理解和接受的同时避免给双方带来不愉快的体验。

设定限制而不引发冲突的七大法则

（1）**及早设定**。如果在第一次发现不喜欢或认为不合适的行为时设定限制，就能避免在孩子大脑中形成负面连接。这意味着将来需要处理的问题会少很多，因为你防止了负面行为的进一步发展。

（2）**事前预防**。当你看到孩子即将做某些你认为危险或对他们发展不利的事情时，试着在事情发生之前制止。和前一条规则一样，防止不良行为发生比纠正已经形成的习惯要有效得多。这会为你省去很多麻烦。

（3）**一以贯之**。孩子一时放弃了不恰当的行为，并不意味着以后不会再犯。他们天生好奇,不依不饶。落实限制的关键在于让这些限制时刻清晰浮现在他们脑海里。

(4)**前后一致**。如果孩子的父亲不让孩子早上看动画片,母亲却时不时地允许,那就没有意义了。你和伴侣必须达成共识,确定哪些标准和规则对孩子的发展是至关重要的。

(5)**保持冷静**。有效设定限制的秘诀之一是以冷静的方式进行。当我们对孩子大喊大叫或变得激动时,会激活孩子大脑中的某个部位,使负责接受限制的大脑皮质区域几乎失效。在这种情况下,孩子对你教给他们的东西听不进去、理解不了,也学不明白。

(6)**获得信任**。引导他人的时候,最重要的是要让对方相信我们知道自己在带领他们走向哪里。如果孩子看到你对他们能做什么和不能做什么有明确的认识,他们会感到更安心,更有动力去遵守你设定的规则。争论也会减少,因为他们知道改变你的想法并不容易。

(7)**带上关爱**。当带上关爱设定限制时,孩子会充分理解这不是对他们的攻击,只是必须遵守的规则。这样不仅会大大减少孩子的挫败感,还能让你在不影响亲子关系的情况下执行这些限制。

可见,设定限制并不一定要剑拔弩张,甚至可以变得轻松愉快。如果给保罗穿鞋的时候他总是乱跑,我们可以说

"嘿，小淘气"，然后抓住他的脚脖子开玩笑说不穿鞋就不放他走。要是梅根把东西扔到地上不想捡起来，你可以假装严肃，也可以把她轻轻推倒，挠她痒痒，笑着说"小坏蛋"，直到她把东西都捡起来再罢休。关键在于，设定界限不是要制造冲突，而是引导孩子按我们示范的方式去做。加入一些欢乐的活动，可以缓解紧张，避免孩子感到内疚，帮助他们完成你的要求。这同时也是增进亲子关系而不是破坏关系的好机会。

不同类型的限制

读这一章，你可能会时不时地产生这样的想法，感觉限制显得有些冰冷无情，家规是任何时候都不容改变的铁律。其实，事实远非如此。前面我一直在讲解如何按需设定限制，但还有一个不容忽视的重要角度：孩子实现自身目标的需求。试想，如果孩子从没按自己的意愿做过事，他们会作何感受？可能会非常不安吧。教育孩子理解并尊重规则固然重要，但同样重要的是让他们在逆境中也能体验到成功的滋味。从这个角度看，知道何时坚持限制，何时放宽限制，同样关键。我最近听说了一种对限制的分类方法，觉得挺准确的。这和许多父母无意中采用的分类方式很像。我相信，理解这些分类，并给它们起个名字，能帮助父母在实际生活中更有效地管理限制。

- **不可违背的规则**。这些规则对孩子的安全至关重要。比如，不要把手伸进插座，过马路时要牵着大人的手，不能自己爬得太高，不要喝洗涤剂，以及许多属于常识范畴的事情，大多数家长都做得很到位。
- **关乎健康的关键限制**。这些界限大多数时候都得遵守，因为它们对孩子的成长和健康很重要，但偶尔也可以有例外情况。比如，告诉孩子不能打人，但如果有人先动手，他们有权自卫。还有，每天的午餐和晚餐都很重要，但如果孩子肚子疼，那就别勉强他们吃。这些界限很多都与家长的价值观和社会风俗有关，比如不打人、不吐痰、不撒谎、不说脏话、糖果不能天天吃、三餐要按时吃，等等。
- **家庭共处的关键限制**。这些限制主要是父母为了家庭成员能和谐有序地生活而设立的。虽然要遵守，但周末、假期、家里来客人或者有特殊情况时，父母可以适当放宽限制。有时候放宽仅仅是为了让孩子偶尔开心一下。比如：孩子每天得洗澡，客厅里不能吃东西，晚饭后不能吃冰激凌，糖果只能周末吃，每天只能看一小时动画片，或者必须刷牙。

给孩子设定一些特殊情况下可以打破的规矩，能教会他们生活中要懂得变通。这样也能让他们知道，规矩可以根据情况来调整，让我们的家庭生活更加灵活。比如说，周六晚上如果决定在爷爷奶奶家过夜，可能就没法按常规情况刷牙、换睡衣了。偶尔打破规矩，能让孩子明白，跟爷爷奶奶一起度过一个快乐的夜晚，和农场里的动物玩耍，比死板地遵守每条规则更有意义。

前面三章里，你已经掌握了三种激励孩子、帮他们分辨对错行为的工具。或许你读到过或听朋友说过设定限制或强化孩子的行为不是好策略，但神经科学的研究结果却不同意这样的观点。这些工具确实是有用的，能帮孩子建立起对成长至关重要的一系列规则。作为父母，有义务教给孩子为人处世的边界，以及在生活中实现愿望的手段，这是毋庸置疑的。限制和强化的好处在于，如果一开始就用得好，孩子的大脑会很快形成好习惯，这样就能不断进步，而不是反复为同样的问题争执。

牢记在心

教会孩子理解并服从限制，是父母在孩子心智和情感成长中承担的一项最关键的任务。

设定限制时不必感到内疚。限制与生俱来，是每个人生活的一部分。尽量在孩子出现某种行为之前就设定限制，或者至少在这种行为形成习惯之前。用亲吻孩子时的那种坚定、平静和关爱来设定规矩。你会发现，这么做有助于孩子大脑某部分的发展，而这将帮助孩子实现目标，幸福一生。

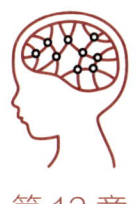

第 12 章

沟通

家里的言谈是所有教育因素中对孩子影响最大的。

——威廉·坦普尔[一]

好的沟通能让两个人心灵相通。父母和孩子之间的良好沟通，能帮孩子把思想、情感和思考方式串联起来。如果你想找些复杂的技巧和练习来激发孩子的大脑，我可以很高兴地告诉你，激活孩子大脑的办法其实很简单。每天，世界各地的家庭里，无论是在厨房、卧室还是浴室，爸爸妈妈都在用一个简单又有效的办法帮助孩子建立神经连接，促进他们智力和情感的成长。这个办法就是沟通。

[一] 威廉·坦普尔：20 世纪初英国主教，毕业于牛津大学贝利奥尔学院，曾是牛津大学女王学院的哲学研究员和讲师。——译者注

大量研究显示，父母与孩子的交流是孩子早期智力发展的关键。记忆、专注力、抽象思维、环境认知、自我控制和语言能力，这些都需要通过交流来培养。孩子的大脑天生就具备学习能力，能够获得人类独有的智力技能，但如果没有父母的鼓励和交流，这些技能就得不到充分发展。比如，理解和说话的能力是人与生俱来的，但孩子无法自行习得，需要大人的引导才能掌握这个技能。要是没有父母教他们说话，塞万提斯和莎士比亚也写不出那些名著。智力也是通过父母与孩子的对话来培养的。如果爱因斯坦是被一群黑猩猩养大的，他就不会说话，他那无限的思考能力也就只能在树杈和香蕉的世界里浪费了。

本书有不少沟通的好例子，这些沟通方式能鼓励合作，建立信任，使得记忆更有条理，促进孩子发展正面思维。前面几章里，你已经看到了，用同理心沟通，强化正面行为，用爱来设定界限，对孩子学会社会规则，以及情绪激动时怎么平静下来都很有用。这一章，我们要讲的是一个特别的沟通技巧，能让你和孩子的大脑更紧密地建立起联系。用这个简单的技巧，引导孩子会变得更简单，因为它最大的好处就是能激发孩子和大人合作的意愿。

合作性沟通

想象一下，你和伴侣之间常有的一幕：厨房乱糟糟的，轮到你收拾了，但你就是不想动，坦白说，你不太想打扫。现在请你看看下面这两个示例，然后选一选，哪个情况下你更愿意配合伴侣的要求。

示例 A：

"厨房太乱了，我等你收拾等了半天了，你啥也没干，就在那儿看电视。赶紧去打扫干净。"

示例 B：

"亲爱的，你看到厨房乱成啥样了吗？我都慌了，连个干净的盘子都没了，晚饭怎么吃啊。你能把电视关了，咱们一起收拾吗？可以帮我一下吗？"

第一个例子是典型的责问式沟通。第二个则是我所说的"合作性沟通"。合作性沟通是伊莱恩·里斯（Elaine Rees）、罗宾·菲弗什（Robyn Fivush）等科学家的研究成果，他们重点关注父母和孩子的交流。这种沟通方式能提高孩子与大人合作完成各种任务的可能性。无论是想让孩子坐下来吃饭、整理玩具房，还是希望他们在我们解释事情时更专心听讲，都可以用这种方法。对于治疗智力障碍人群的医师，以及治疗行为问题、注意障碍、认知困难儿童的医师，合作性沟通都是特别常用的技巧。之所以常用，是因为不管一个人过去习惯什么沟通方式，通过训练，他都能学会这种沟通技巧。很多专业人士都在使用这种方式，而且有研究显示，通过培训，父母掌握了类似我下面要展示的技巧之后，与孩子的沟通效果会显著提升。

合作性沟通也不是总那么灵验，孩子有时候就是不想配合，但这种沟通方式确实能提高孩子和大人合作的概率。它最大的好处，不在于让孩子更听话，而是在于帮孩子和大人的想法搭上线。下面，你会看到这种沟通方式四个特点的简要描述。

把任务变成协作

合作性沟通的妙处在于让孩子参与进来，把任务变成了协作。孩子一旦感到有人陪伴，任务就会变得既有趣又简单，不像一个人做时那么费劲。就像女生喜欢一起上厕所，男生爱一起去找女生聊天，家长愿意加入家委会来改进孩子的教育一样。只要感觉到有人一起努力，我们就更愿意接受那些看起来有点儿难度的任务。对孩子来说，"快脱衣服"听起来就比"咱们一起脱衣服吧"要难，也更孤立无援。其实，这不过是说话方式的问题。你不用真的脱衣服，只要用这种方式告诉孩子，他们的大脑就会觉得这件事做起来不难。

让孩子帮忙

合作性沟通的第二个好处在于，孩子明白了大人在寻求帮助，更愿意给出积极的回应。这个道理很简单，人是群居动物，喜欢有人做伴，也愿意互相帮助，这是我们的本能。研究显示，从一岁半起，我们就有了这种冲动，去帮助有需要的人。这个年纪的孩子就能帮人拿东西，再长大点儿就能安慰难过的人，只要有机会或被请求，就会去帮助别人。这种倾向在家人之间尤其明显。你的孩子想帮你，想和你在一起，这让他们更可能注意你的请求，愿意帮忙。如果你想让孩子收拾玩具，别直接说"把玩具捡起来"，而是问："你能帮我一起收拾玩具吗？"

帮孩子思考

有时候孩子不太配合，可能是因为他们的想法和爸妈不同步。比如一天晚上，时间过得很快，孩子们还没吃晚饭，而你已经答应要给他们讲个特别的睡前故事。这时你可能开始着急了，催他们快点儿吃，可他们却还在那儿摆弄着手里的食物，玩得不亦乐乎。这时候，把注意力放在你自己担心的事上，可能会很有帮助。你可以这样说："我们得抓紧时间，现在有点儿晚了，再不快点儿，明早起不来的话，上学就要迟到了。""看，你弟弟累了，他下午没睡好，所以现在先别逗他，他现在干什么都容易哭。"你还可以问孩子一些问题，让他们体会到你的感受，比如"你觉得我们该怎么办"或者"你有什么想法"。如果你能把孩子带入你的思路，他们就更容易理解你的感受和你对他们的期望。这样，他们就更愿意配合你了。

给孩子自由

许多家长可能觉得这听起来挺新鲜，但实际上，如果我们给孩子一些自由空间，而不是一味地命令他们，他们会更愿意听我们的话。大家都喜欢有选择的自由，被迫做事的时候都会感到不快。孩子也不例外，我们给他们选择权，他们就更容易配合我们。关键是，当他们决定自己要做的时候，就不会和你发脾气、起争执了，而且也会跟你配合得更好，因为选择权让他们感觉得到了尊重和重视。不要说："把脏衣服扔进篮子，穿上睡衣。"试着问他："你想先干哪个？是穿睡衣，还是把脏衣服扔篮子里？"这样一来，一般情况下对孩子来说很困难的事，反而变成了积极的体验。你可以让他们在吃饭时选择先喝汤还是先吃鱼，在刷牙时选择用儿童牙膏还是成人牙膏，在洗澡时选择是泡澡还是淋浴，还有很多其他的选择，这些都有助于孩子更好地配合你，并且学会自己做决定。

牢记在心

不同沟通方式带来的孩子配合大人的效果有好也有坏。最管用的是那种将任务转化成协作的沟通方式。这样做能让孩子融入大人的思路,感觉自己也能参与做决定的过程。合作性沟通并不总是那么灵验,但它确实能大幅提高孩子换位思考、配合大人的概率。

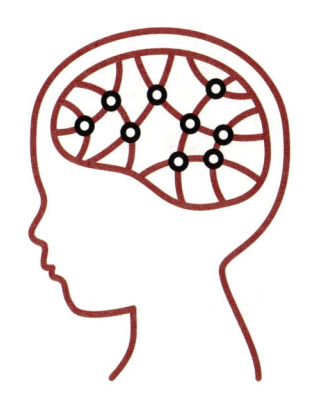

第三部分

提高情商

第 13 章

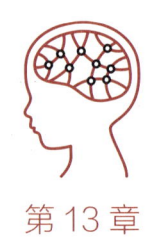

培养情商

> 如果你管不住自己的情绪，没有自知之明，不能控制那些让人心烦的情绪，没有同理心和良好的人际关系，那么不管你有多聪明，你都走不远。
>
> ——丹尼尔·戈尔曼[一]

从孩子的表情、笑容、哭泣和脾气中足以看出，孩子的大脑比电脑要敏感且情感丰富得多。情绪脑对孩子至关重要，能够产生激动、愤怒、渴望、恐惧等情绪。学会理解孩子的情绪，懂得如何引导和支持他们的情感发展，对父母来说是非常有益的。

情绪脑的重要性并不只体现在孩子 6 岁之前，影响的也不仅是 6 岁前的亲子关系。近期的大量研究表明，情绪

[一] 丹尼尔·戈尔曼：美国著名心理学家、作家，以情商领域的研究闻名。——译者注

脑在成年人的生活中也扮演着关键角色。以读者为例，我虽然不认识你，但我敢肯定，当看到新生儿第一次睁开眼睛看自己、用小手攥住自己的手指、迈出第一步、在自己怀里熟睡的时候，没有哪对父母不会感受到强烈的情感。孩子一来到我们的生活中，父母就会经历各种情感的交织。在这些宝贵的时刻，情感的作用是显而易见的，但很少有人理解情绪脑对生活其他方面的影响。其实，情绪脑参与了你日常生活中的所有活动，每次买东西、早上在公交车上选座、决定是否在黄灯时过马路或者晚餐吃什么，情绪脑都会告诉你，对于每个不同的选择，它的感受如何。无论是挑选共度人生的伴侣、规划工作项目，还是决定是否购房，情绪脑都会向理性脑施加强大到不可阻挡的影响，使我们不至于被人生的重大选择压倒。我们知道，人生中最重要的决定往往都是基于情绪的，真正基于理性的决定只占很小一部分。在这个意义上，情绪就如同宇宙中的暗物质：不容易被发现，却占据了大脑能量的70%。

要说过去几十年有什么理念超越了心理学领域，走进了我们的生活，那就是人们除了常规的理性智力外，还有情商这回事。自从丹尼尔·戈尔曼那本著名的《情商》(*Emotional Intelligence*)出版之后，情商的概念和应用就越来越火了。戈尔曼说，我们解决逻辑问题用的是理性智力，而实现目标、让自己和他人感觉良好的，则是情绪智力。前文提到过，人脑有个负责处理情绪的部分，我们叫它"情绪脑"。而情商的一大贡献就是让大家开始重视人的情绪和感受。现在，幸福感也成了智慧的一种表现，和解决数学难题的能力一样重要。

多年的研究告诉我们，情商高的人不仅幸福感更强，他们在决策上更明智，事业上更成功，领导力也更出色。无论在生活的哪个方面，只要是跟人打交道，情商高的人都会更占优势。就我个人而言，我们家特别看重大脑的全面发展，这是毋庸置疑的。但说到教育，我和我太太更看重情感发展这一块。这并不是因为我们"心软"，而是我们选择把孩子的情感发展放在首位，一方面，我们的价值观促使我们这么做，另一方面，作为神经心理学家，我知道智慧脑是建立在情绪脑之上的。

明白了情商对孩子的幸福以及他们与人相处和实现目标的能力的重要性之后，你肯定想了解怎样促进孩子的情绪脑发展。能让你对此产生兴趣，于我也是一件乐事。在书的第三部分，咱们来一起看看情商的几大要素，我会教你一些基本的原则和策略，帮你培养孩子的情绪脑。

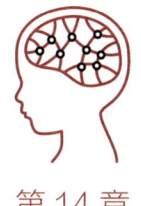

第 14 章

建立联结

> 童年就像个游乐场,我们长大后还会在这里嬉戏。
>
> ——佚名

心理学家说到"联结",是指孩子和父母以及周围世界建立的联系。孩子的世界很小,他们总认为妈妈是最美丽、最善良、最聪明的,爸爸是最强壮、最勇敢的。在孩子眼里,父母就是他们的天和地,是他们认识世界的坐标。基于这个坐标,他们构建了对周围世界的认知。如果你有充满爱的父母,你会觉得世界既美好又安全。如果父母中有一方过于严厉、苛刻或要求太多,你可能会感到自己毫无价值,或者觉得自己的问题无关紧要。你可能还会发现自己很难对自己和他人感到满意。在很多心理学家看来,父母和孩子之间的这种联结，是培养自尊的关键。当孩子感到安全、被无条件地爱着时，他们长大后会觉得自己很有价值，并且感到快乐。帮助孩子建立高自尊，就是给了他们幸福人生的可能。想想看，世界上有很多人什么都不缺，却还是感到痛苦。你可能有好工作、好朋友、绝佳的伴侣、很多钱和很棒的家庭，但如果你不自重、不爱自己，你所拥有的一切都不会让你觉得真正快乐。在我看来，没有什么比帮助孩子对自己感到满意更重要的了。因此，在这一章中，我们将聚焦于情绪脑的教育，探索建立关系的关键要素，帮助你的孩子培养出高自尊。

我们能认识到这种联结的重要性，多亏了美国心理学家哈里·哈洛（Harry Harlow）的研究。哈洛来到威斯康星大学，就是想深入探究儿童时期的学习过程。为了这个目标，他选择了猕猴作为研究对象，因为它们和人类有很多相似之处，比实验室常用的大鼠更合适。任何实验中，控制变量都至关重要，因此哈洛建造了完全相同的笼子，制定了严格的光照和黑暗时间表，提供了一样的食物和水，为了防止小猴从母亲那里受到不可控的影响，他还在相同的时间把小猴从母猴身边带走。虽然哈洛只需要这些小猴完成一些学习测试，但他很快发现情况不妙。这些缺少了母猴接触的小猴开始出现严重的心理问题。超过 1/3 的小猴挤在笼子一角，显得无精打采，郁郁寡欢。还有 1/3 表现出攻击性：它们攻击饲养员和其他小猴，显得焦虑不安，不停地在笼子里转圈。其余的小猴则因痛苦或悲伤过度而死。这个发现意义重大，哈洛因此将余生都投入到对依恋的研究上。在他的一项著名研究中，他给那些看不见母亲的小猴提供了一个布娃娃过夜。这些小猴抱着布娃娃睡觉，几乎没出现什么心理问题。更说明问题的是他接下来的实验，这个实验是为了测试依恋需求的强烈程度。每晚，哈洛给小猴们提供了两个睡觉的笼子备选：一个笼子里有个铁丝编的娃娃，拿着一瓶热牛奶，另一个笼子里只有它们自己的布娃娃。尽管小猴们已经饿了好几个小时，但它们还是每天选择放弃食物，和它们的布娃娃妈妈一起过夜。

已经有大量研究探讨了在孩子成长过程中亲子联结的重要性。通过对猕猴实验的描述，你应该已经明白了母亲和孩子之间的关系对情绪脑健康发展的重要性。可以说，孩子在父母怀里感受到的那份安全，是所有情感发展的根本。如果缺少了信任和安全感，孩子在与人交往和认识世界时可能会遇到很大的难题。

你能认识到这一点，也是孩子的福分。以前的人们不太懂得亲子依恋对培养孩子健康情感有多重要。回想一下你小时候，你的父母对这事儿也没有清晰的认知，这倒不奇怪，因为他们从小接受的理念完全不同。在你父母那一代，教育孩子最流行的做法是父母得锻炼孩子的性格。那时候人们认为，培养孩子的性格靠的是纪律，要从严管教、杜绝宠爱。很多孩子很小就被送去寄宿学校，做父亲的那时候更严厉，还会批评那些溺爱孩子的母亲。幸运的是，现在情况不一样了，我们对如何帮助孩子与这个世界建立起信任和安全感有了更多的认识。

依恋激素

家庭的真正联系不在于血缘，而在于爱和相互尊重。孩子对父母的依恋，从在妈妈肚子里就开始了。怀孕 6 个月后，胎儿就能识别出妈妈的声音，但出生后，宝宝才真正体验到与妈妈的分离。之前，宝宝和妈妈是一体的，宝宝并不需要意识到自己的存在。实际上，分娩那一刻，宝宝和妈妈的感受可能截然不同。妈妈已经读了很多书，上了很多课，和伴侣分享了激动的心情，最重要的是，和宝宝相见的这一刻她已经等了好几个月。而宝宝却全然不知道将要发生什么，他没有在等任何人，也没有经历几个月的期待去见一个特别的人。然而，母子双方却共同体验到一种强烈的联结感，这是人与人之间能体验到的最紧密的联系。还记得你的伴侣说他离不开你时的感觉吗？记得发现伴侣把你喜欢的歌都收录到 CD 里的那种亲密感吗？宝宝和妈妈之间的联系也是，分娩时那种神奇的联结或多或少要归功于一种激素：催产素。这种激素在分娩时产生，其中一个作用是帮助女性忍受分娩之苦。你可能不知道，催产素也是爱之激素，在分娩后的几小时内，妈妈和宝宝大脑中的催产素水平都会达到顶峰，有助于母子之间建立一种独特的联结感。在接下来的几个月，妈妈和宝宝会有很多亲密时刻和身体接触，尤其是哺乳、叼奶瓶的时候妈妈抱着宝宝那温情的眼神和甜蜜的话语。同时，爸爸也可以通过日常给宝宝换尿布、穿衣、洗澡来建立自己与宝宝的联系。亲子间的身体接触和眼神交流将加强并巩固这种联系，如果好好维系，这种联系会持续一生。

营造一个安心的环境

宝宝如果能预知接下来会发生什么，心里就会感到踏实。日常的规律性活动能让宝宝感到平静和安全。比如，每天穿衣、喂食、洗澡、哄睡的流程尽量保持一致，这样宝宝就能更快地适应，吃得更香，也更容易养成良好的睡眠习惯。在宝宝出生后的头几个月，在更换尿布、穿衣、哄睡时保持环境和言语一致，同样能让宝宝感到安心。不过也不用矫枉过正，太过刻板也不可取。对孩子来说，了解环境的稳定性很重要，同时也要学会适应变化。平和而有弹性的日常活动能让孩子在各种情况下都感到安心。而过于刻板的节律则可能让宝宝的大脑对任何微小的变化都感到不安。

关心孩子的需求

别被那些刻板印象、旅行社宣传、好莱坞电影误导了，以为非得带孩子去迪士尼或者给他们买一大堆礼物才能和他们建立良好的关系。事实根本不是这样。除了身体上的接触，父母对孩子的日常照顾，才是建立亲子依恋的关键。无论是母乳喂养、准备饭菜、帮他们穿衣洗澡，还是送他们上学、看医生，简单来说，满足孩子的日常需求，是给他们安全感和依恋感的基础。这些看似平常的照顾，对孩子来说，是生存的基本保障。孩子自己没法儿满足自己的需求，自然会对那些能满足他们需求的人产生依恋。所以，无论是爸爸还是妈妈，亲自照顾孩子都非常重要。因为正是通过这些日常的小事，孩子才会慢慢对父母和这个世界建立爱与安全感。

不断寻求身体接触

孩子渐渐长大，能自己走长路，不再一直让你抱，吃饭睡觉也渐渐自理，甚至能自己和小伙伴玩上一会儿不去找你。你能想象有一天孩子不再跟你亲亲，和你产生了距离，不想带孙子孙女来看你吗？这事儿想想都难受。每个父母都希望和孩子建立一辈子特别亲密的关系。要做到这一点，就得在生活中不断维系这种亲子联结。孩子长大了，大脑还是需要父母的陪伴，以形成催产素。说真的，大家其实都需要相互亲近，才能感到安全，谁不喜欢拥抱呢？其实有很多办法可以保持身体接触，继续培养你梦想中与孩子的那份羁绊。每当你抱起孩子，给他们梳梳头，手牵手送他们去上学，都会产生催产素，让你们联结得更紧密。互相的帮助和支持也能产生催产素，但没有什么比身体接触更能建立那份信任的联结，而陪孩子一起玩耍就是实现这些目标的最好办法。躺在地板上，让孩子爬到你身上，捏捏你，抱抱你。发明一些能一起玩耍、亲亲抱抱的游戏。我家孩子最爱玩的是"抱抱龙"——爸爸扮演只想给孩子抱抱的大恐龙。抱着孩子坐在腿上，给他们读大量的故事，每次送他们上学或出门上班时，亲亲他们、抱抱他们，这些小动作就是你们未来关系的坚实基础。

建立双向沟通

每个家长都希望孩子能跟自己聊聊他们的经历、烦恼和梦想。不少家长会要求孩子放学回来后，把一天发生的所有事情都告诉他们。但孩子到了 6 岁多，可能就不太愿意天天向妈妈"汇报"自己做了什么，或者一天里发生了什么了。毕竟，谁都不喜欢被审问，也不希望总是单方面分享私密的事。与其"审问"孩子，不如换个更有效的法子，那就是建立双向沟通。这其实很简单，你只要分享自己的经历、烦恼和梦想就行。去学校接孩子、回到家或者吃饭的时候，你可以聊聊自己一天中的小事来打开话匣子。不需要什么特别的，简单的"今天中午我吃了意面""今早上班路上我看到这么大一条狗"就行。如果你跟孩子分享了特别的经历，孩子也会用同样的方式回应你。除了和他们聊日常生活，如果你还能走进他们的世界，花时间聊聊他们真正感兴趣的东西，比如他们最爱的卡通角色或者玩偶的名字，孩子会非常乐意和你聊天，因为他们会觉得这是一种公平互惠的关系。

做到言而有信

在专门讨论同理心的那一章里，我们聊到了大脑里的"岛叶"：这个区域藏在大脑的两个褶皱之间，对于理性脑和情绪脑之间的沟通特别关键。岛叶的一个主要功能是识别和处理不愉快的感受，比如我们闻到或尝到了变质的东西，它就会迅速启动。一旦岛叶被激活，我们就会有一种反感的情绪，会立刻转头避开，皱起鼻子阻止气味进入，还会伸出舌头想把不好的味道赶出嘴巴。之所以提到岛叶，是因为它有个十分特别的地方——几年前科学家发现，当我们觉察到谎言和不公的时候，岛叶的反应和遇到难闻气味时很像。这也不难理解：身体上的反感能让我们远离有害物质，而心理上的不信任感则能让我们远离那些可能伤害我们情感的人。

大家都知道撒谎是不好的。不过，有些家长为了哄孩子睡觉、吃完饭、听话做事，可能会撒些小谎。他们可能会用一些老掉牙的招数，比如说"妖怪来了"，或者告诉孩子"店关门了"，其实可能只是自己不想动，没去给孩子买之前答应的玩具。如果你想和孩子保持亲密关系，帮助他们建立自信和对外界的信任，就得说到做到，别靠撒谎来达到目的。大脑不会和一个撒谎、不守信用的人保持亲近，这会让人产生排斥和不信任。在亲子关系中，不守信用或撒谎会让孩子在心理上和父母疏远。反过来，那些不撒谎、说到做到的父母，能够与孩子建立持久的联结。研究还表明，当言而有信、让孩子信任的人要求孩子做事的时候，孩子听从的概率会增加一倍。所以，父母想要和孩子建立独特而持久的关系，最好的办法就是言而有信，努力遵守自己的承诺，把信用放在首位。要做到这一点，只需遵循一个简单的原则：不要承诺你做不到的事，也不要食言。

让孩子感到被重视

孩子们有时候会感觉爸爸妈妈挺烦人的,天天叨叨"把牛奶喝完""快穿鞋""别打你弟弟""鞋子穿好""电视关掉",等等。说实话,如果两个人的关系里,一个人总在命令另一个人,这样的关系很难长久。我相信,你肯定觉得自己的孩子很棒。这就是为什么这种欣赏需要被表达出来,而且在你们的对话中要比他们穿没穿鞋这种小事更重要。在这里,我要给出一个所有父母在和孩子相处时都该遵循的原则。

<u>一天下来,给孩子的表扬应该远远多于命令、指示和负面评价。</u>

当我得知自己要当爸爸了时,我就在想,自己能不能真正享受当爸爸的快乐。脑海中立刻浮现出一幅画面:孩子们在家门口冲向我,大声叫着"爸——爸"。5年后的今天,我很高兴地说,这个梦想成真了。我是怎么做到的?只是尽力让每个孩子都感到被重视罢了。我知道他们值得,相信你也知道自己的孩子值得,但你有没有让他们真正感觉到这一点?要做到这一点,我有个简单的办法,就是把孩子当作宝贝看待——对他们微笑,尽可能多地和他们在一起,每次有安排都不忘带上他们,让他们知道我和他们在一起有多么幸福,让他们看到我有多爱他们,了解我对他们本真的爱。我

的秘诀在于：每次回家都会扔下外套跪在地上，热情地呼唤他们。他们便会飞奔而来，以同样的爱回应我。如果不能让孩子每天都感到自己独一无二，他们又怎么会崇拜你呢？建立理想亲子关系的秘诀就在于日复一日地慢慢培养。

牢记在心

孩子大脑的健康发展需要建立积极牢固的亲子联结。孩子的自信心和他们所处的环境是培养良好情商的基础。要做到这一点，多抱抱他们，多亲亲他们，花时间与他们开展有意义的互动，用平等的方式与他们交流，不要辜负他们的信任，让他们感受到自己独一无二，备受重视。

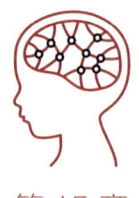

第 15 章

自信

> 我父亲给了我最宝贵的礼物——他对我的信任。
> ——吉姆·瓦尔瓦诺[一]

你能给孩子最宝贵的礼物可能就是自信了。没有什么比相信自己能够达成目标更能激励一个人不断前进。正如罗斯福所说:"相信自己能行,你就已经成功了一半。"在上一章,我们讨论了如何通过亲密的联结帮助孩子学会自爱。自尊的另一面是自信。没有自信的支撑,就很难建立真正的自尊。

自信的孩子长大后会成为对自己、对他人都感到满意的

[一] 吉姆·瓦尔瓦诺:美国著名篮球教练、公众演说家,曾带领北卡罗来纳州立大学赢得美国大学篮球锦标赛冠军。——译者注

成年人，他们对自己的选择有把握，能够开怀大笑，内心充满力量，相信自己能够达成生活中的任何目标。我相信，没有任何父母、老师不希望孩子培养出绝佳的自信，相信自己有能力实现梦想。但有时候，教育者自己可能无意中在孩子心中种下疑虑。在这一章，我们将探讨哪些态度能增强孩子的自信，哪些可能阻碍他们全面成长。

我们知道，自信和遗传有关。17号染色体上有个基因，决定了我们自信水平的高低。有的孩子天生胆大，有的则内向羞赧。有的3岁小孩敢向远亲要可乐，有的5岁了还不敢直面自己的亲叔叔。有的小孩敢于大胆说"不"，有的却不敢表达自己的想法。有的5岁孩子能组织起一支球队，有的却不敢举手报名。但有个不争的事实：遇到合适的条件，每个孩子都能提升自信——组织球队的孩子不在了，总会有人顶上；哥哥不在时，弟弟妹妹就会变得更坚强、更有责任心；同样，当妈妈和大孩子不在时，就会有更小的孩子站出来，让所有孩子都安心。这说明每个孩子都有获得高度自信的潜力，需要的只是合适的条件——感受到身边人的信任和支持。

剥夺孩子的自信

送孩子去幼儿园不是非做不可的事，这大家都知道，实际上也有不少家长选择不送。据我所知，目前还没有数据能告诉我们究竟有多少孩子在幼儿园的第一天就适应不了。如果你打算送孩子去，最好能在第一天或者去探班的时候陪陪孩子，这样孩子在你和老师交谈的时候可以自由地在教室东瞅瞅、西看看（要让孩子感觉不到你在盯着他们，让他们觉得你很信任他们，相信他们在安全的环境中不需要你过多关注）。不是所有的幼儿园都能这么周到地提供一个适应期，而且，即便有这样的适应期，也不能保证每个孩子都能顺利适应。现在，大多数幼儿园都尝试用循序渐进的方式帮孩子适应，一开始只让孩子和家长分开一两个小时。就这样，孩子们会一个接一个地稳步适应新环境。要让孩子适应幼儿园，家长首先要镇定，不能在孩子面前神色惶惶，泪流满面。说实话，第一次分别对大多数家长和孩子来说都挺难的。离开孩子的时候表现得平和自信，接孩子的时候给个大大的微笑和拥抱，这样孩子就能更快适应新环境。确实，溺爱和过分的保护最容易打击孩子的自信心。看见孩子要摔跤，或者觉得他们遇到困难，我们难免想帮忙，这很正常。但这些时候，孩子的大脑更需要我们的信任。孩子遇到困难或者不如意的事，大脑会自行调整应对。

大脑里负责自信的有两个主角：一个是"杏仁核"（见图 15-1），它算是情绪脑里非常关键的部分，像个警铃，一感觉到危险就响起来；另一个是理性脑里的"前额叶"，它负责控制，能让孩子战胜恐惧，继续向前。如果你还记得咱们讲过的和"限制"有关的那一章，就会明白前额叶能对恐惧起到限制作用。所以，每当遇到危险的情况，大脑里这两部分就开始较劲，看谁厉害。要是杏仁核赢了，孩子可能就吓坏了；要是前额叶赢了，孩子就能把恐惧压下去。

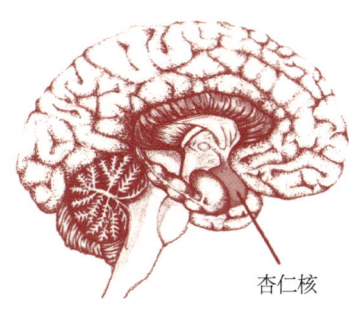

杏仁核
- 风险辨识
- 触发报警信号
- 产生恐惧感
- 对恐惧形成记忆

杏仁核

图 15-1

假设有个孩子已经学会走路几个月了，正在尝试爬上公园的长椅。此时可能发生三种情况：①爸爸不干预；②爸爸平静地干预；③爸爸慌张地干预（见表15-1）。如果孩子的父母保持平静，孩子即使摔倒了或者有点儿紧张，他们的大脑也会保持警觉。如果父母去帮忙，实际上是在减少孩子自己尝试的机会，孩子的情绪脑会因为不是自己在掌控局面而感到不安，他们会意识到自己需要父母才能感到安全。如果妈妈突然尖叫，爸爸急忙跑过来，或者孩子看到父母脸上露出害怕的表情，他们的大脑就会拉响警报。此时，杏仁核会被激活，孩子会立刻感到恐慌。

表 15-1

我有点儿害怕，但我能应对	我的大脑知道它可以驾驭恐惧
我有点儿害怕，而我不能应对我父母总是帮我	只有父母能帮我克服恐惧
我有点儿害怕，我父母也慌了	我只能心怀恐惧，因为这个世界有危险

由此可见，不管孩子先天条件如何，其自信与否直接取决于父母对其有没有信心。如果父母整天担心孩子健不健康、安不安全、幸不幸福，孩子就会觉得世上处处有危险，自己根本没办法独立面对生活。一旦遇到挑战或者新情况，孩子就会收到杏仁核发出的报警信号，本能地感到害怕，逃避挑战，藏在妈妈身后。但那些得到父母信任的孩子，即使遇到不明朗的情况，也能启动并持续激活相关的应对机制。

我经常给家长介绍一个公式，让他们记住在孩子建立自信的时候，父母对孩子抱有信心是多么重要。

$$CN=(CPeN)^2$$

孩子的自信等于家长对孩子信心的平方。

这里有个流传已久的故事，讲的是 7 岁和 5 岁的两个小男孩逃离火灾的故事。他们的母亲一时大意离家，家里发生了火灾。直到火势蔓延到卧室门口，他们才意识到危险。不知怎的，他们竟然成功打开了窗户，解开了沉重的应急爬梯，然后安全地爬到了街上。当周围的人问起这两个小家伙是怎么做到的时，消防员不假思索地答道："他们之所以能这么做，是因为没有大人在旁边告诉他们自己做不到。"

我明白，有时候做到信任并不容易。作为家长，特别是母亲，总觉得孩子还不能独立，需要我们的保护。我自己当爸爸的时候，最难的也是这件事。每次心里一犯嘀咕，我就会用上我的首要原则：先看看情况再说。

去年夏季伊始，有段时间我注意到我的大孩子们好像没那么自信了，尤其是在公园和其他孩子一起玩的时候。我和妻子就这件事聊了聊，那几天脑子里总惦记着这件事，脑海里就会时不时地蹦出这个原则："每个孩子都像一棵树，会自然而然地全面成长。"我突然意识到，孩子需要的是更多的信任。我跟妻子说了我的想法，她当时持保守态度，我甚至有点儿担心接下来几天我得睡沙发了，但我们还是决定在公园里做个小试验。以前我们去公园，总是要一趟一趟跑到孩子跟前，给他们穿脱毛衣，告诉他们哪里不要去，或者陪他们玩。那天我们决定下午在公园里什么都不说。结果出乎意料地好！孩子们自由自在地跑来跑去，冷了就自己找衣服穿，渴了就自己要水喝，他们甚至敢去爬那些平时不敢爬的地方，还和不同年龄的孩子们玩成了一片，真不记得他们什么时候和其他孩子玩得这么开心过。

我反复验证了一个道理：信任孩子，静静地观察他们，往往能让他们展现出最自信的一面。那个夏天，我们领悟到了关键的一课：在培养孩子自信这件事上，放手有时候比插手更有效。你可以看看表 15-2，里面列出了哪些情况让孩子自由发挥更合适，哪些情况又是家长必须参与的。

表 15-2

孩子不需要特别保护的情况	必须要保护孩子的情况
• 他们自己玩得正起劲 • 他们在和其他小朋友玩耍 • 他们在和其他大人交流 • 他们对某件事已经做了决定（哪怕这个决定还有改进的空间） • 可能出现轻微磕碰或跌伤 • 可能出现擦伤或惊吓 • 和兄弟姐妹或朋友之间有争执	• 出现受伤或事故风险 • 出现死亡风险 • 出现中毒风险 • 出现人身攻击行为 • 遇到被虐待的情况

给孩子正面的鼓励

要让孩子更自信，还有一个好办法是多加鼓励。就像我们之前讨论的，负面的话语（比如"你真懒""你做得不对"）帮不了孩子，反而可能让他们焦虑，自尊心受损。要用正面强化，每当孩子克服了什么难题，就要给他们积极评价。当他们着手做非常困难的事、集中精力、刻苦努力、勇敢担当时，哪怕只是做成了去年夏天做不到的事，都要夸他们"你真勇敢""你真专心"之类的话，这会让他们对自己建立信心。重要的是要明白，我们表扬的不是结果，而是孩子做事的态度。我们发现，孩子如果因为做得很好而得到表扬（比如"你拼图拼得真好"），他们头脑中负责接受奖励的神经元就会开始寻找其他也能做好的事，因为他们发现只有做好了才会得到奖励。但这样一来，当遇到复杂的任务、出现失败的风险、结果达不到预期的时候，孩子就可能会逃避，感到特别沮丧，甚至想尽办法避开难题。然而，如果能让孩子从大脑内部的视角出发，聚焦到其他更有意思的变量上，比如他们有多专注、解决问题时有多机智、有多享受这个过程、付出了多少努力，孩子们就会更愿意去挑战更难的任务。这样，他们就能继续努力，克服困难，享受思考、专注、解决问题的乐趣。

直到 20 世纪 70 年代末，人们普遍认为表扬孩子的努力是激励他们的最好方法。很多研究都在寻找最能激发孩子积极性和自信的话语。现在我们明白了，没有所谓的最好方法，不同时期，每个孩子达到目的用到的能力也不一样。重要的是要始终关注孩子运用的技能，并在他们尝试不常用的方法时给予支持。这就需要你在孩子完成任务时多留心，问自己几个简单的问题：他是怎么打开那个小盒子的？是靠坚持还是聪明？他画画的时候怎么样？是不是很认真？是不是集中精力了？他有没有画得很规矩？他画画时开心吗？其实你也不用太刻意去强化或者大惊小怪，因为他们自己心里清楚自己是怎么做的，完成之后他们也自然会感到满足。可能仅仅奖励结果还不够，过程中展现出的努力、专注和坚持同样值得赞赏。

责任

责任是人生的一部分，躲也躲不掉。生活虽然看起来很美好，但自然界也告诉我们，生活还有它艰难和残酷的一面，那就是为了生存而斗争。没有哪个生物不需要为了找食物、找地方住而努力。我经常碰到一些成年人，他们对日常生活中的小责任感到头疼。上班、做饭、支付账单、照顾孩子，这些事对他们来说太难了。这时候我就会想，在承担生活的大小责任这方面，这些人到底学到了什么呢？对很多人来说，"责任"这个词听起来挺沉重的。有时候我讲课时，有人问我，对一个两岁的孩子来说，承担责任会不会太难了。我不觉得难。在我看来，责任其实不过是自己照顾自己；教孩子承担责任，是让他们学会自立、表达个人观点的大好机会。

培养孩子的责任感是提升他们自信的一个好方法。孩子在学习和照顾自己方面能承担很多任务。越早开始承担这些任务，他们就会越觉得容易，对自己的能力也会越有信心。孩子们其实很喜欢承担责任，因为这是他们探索新事物、逐渐掌控周围环境的机会。孩子会走路的时候就可以开始训练了。正如在学校一样，孩子在家可以（也应该）帮着收拾玩具，把用过的尿布扔进垃圾桶。我家离幼儿园很近，所以我的三个孩子从1岁起就自己走着去。总共就隔着两条街，本来几分钟就能走完的路程，小家伙们可能要走15～20分钟，但到目前为止，还从没见他们抱怨过。当然可能是因为1岁出头的孩子话还说不利索，不过更主要的是清晨漫步让他们乐在其中。他们总是最早到教室。我当然也会帮忙、鼓励他们，会牵着他们的手，但总是让他们自己走进教室，因为那是他们自己的事。这些例子说明，责任感可以从细微处着手，在很小的时候就开始培养。随着孩子长大，你可以教他们把脏衣服放进洗衣筐，吃完早餐后收拾自己的碗筷，或者东西弄脏时清理干净（比如擦净桌上洒的牛奶）。如果你把这些看成是孩子照顾自己，是他们该做的事，就不会觉得这是种惩罚。在每个年龄段，都有孩子可以承担的一系列任务，这能让他感到自信，同时学会参与家务。相信我，孩子会享受承担起自己的那份责任，随着成长，他们会心生满足，并学会自理。

确认孩子的感受和决定

前文已经提过，同理心特别重要，能让孩子知道自己的全部感受都是重要而有价值的，知道面对不同情况，只要不影响到别人，自己就有权生气、开心或者沮丧，这是孩子自信的来源。培养自信还有一个重要的方面就是做决定，这时候父母容易犯错误，常常想帮孩子做出更好的选择。举个很典型的例子，爸妈问孩子："宝贝，你想要什么生日礼物？"孩子回答："妈妈，我想要草莓味的口香糖。"妈妈却说："这个太不值一提了，你要是喜欢，可以要个更好的礼物！"诸如此类的对话每年都会上演，结局也总是如出一辙：原本对口香糖满怀期待的孩子，最后却收到了并不真正喜欢的洋娃娃。

不少人在拿主意时心里会打鼓。比如穿什么衣服出门、在饭馆点什么菜、话该怎么说，他们常常陷入纠结和犹豫之中，进退两难。其实，他们心里某个角落是知道自己想要什么的，但就是有另一个声音让他们徘徊不定。此时，理性脑和情绪脑就像发生了争执一样。犹豫一般不是情绪脑引起的，主要源于理性脑。实际上，我们大多数的决定——不论是在饭店点菜、挑选伴侣还是买房——都是情绪脑做出的。多数情况下，理性脑只负责找个说得过去的理由，好解释我们凭直觉做出的选择。研究也证明，最好的决定往往来自情绪脑而非理性脑。研究同时发现，那些过分依赖理性权衡利弊的人，往往更不自信，容易做出更差的选择。帮助孩子做出更好选择的一个好办法，就是让他们跟着感觉走，相信他们能从自己的错误里学到东西，虽然这在情理上有点儿让人难以接受。当然了，孩子会犯错，人非圣贤，孰能无过？我们要做的不是防范每一个错误，而是要教会孩子相信自己，帮他们总结经验教训，这才是正确的做法。

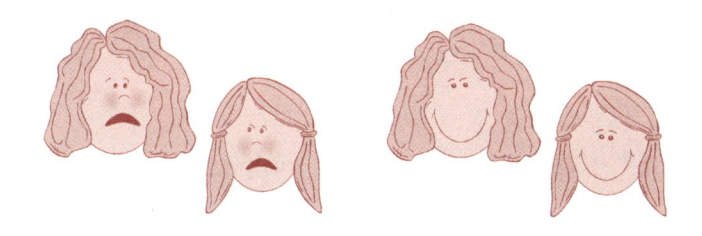

牢记在心

自信是父母能给孩子的最好的礼物。孩子要是从小就感觉到父母对自己有信心，长大了就能实现理想抱负。别总是过度保护孩子，要信任他们，相信他们有能力自己成长。

把一些责任交给孩子，对他们的情绪和决定给予支持。别忘了，想要孩子更自信，最聪明的办法不是只看结果，还要看到他们面对困难时的付出、专注和享受。

第 16 章

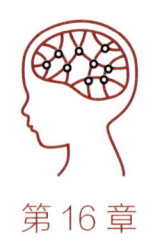

无畏地成长

> 现代科学还没造出什么灵丹妙药,能比几句暖心话更能安抚人心。
>
> ——西格蒙德·弗洛伊德[一]

培养情商的要点之一,就是学会战胜自己的恐惧。每个人都一样,孩提时期难免会遇到害怕的事。无论是被狗咬、被小伙伴推倒,还是单纯从高处摔下来,都会在脑内留下深刻印象,让我们在碰到类似情况时无比恐惧。学会如何应对这些情况,不仅能帮孩子克服童年的恐惧,更重要的是,能帮他们活出免除恐惧的人生,因为孩子小时候面对恐惧的方式会决定他们长大后如何应对恐惧。

[一] 西格蒙德·弗洛伊德:奥地利精神病医师、心理学家,同时也是精神分析学派的开创者。1900 年发表了划时代的著作《梦的解析》,对心理学的后续发展产生了重要影响。——译者注

不少父母在孩子遇到心理创伤的时候都会手足无措。有的家长自己先慌了，对孩子大吼大叫，这样反而会让孩子的大脑更紧张，加深心理创伤。还有的家长本能地想让孩子冷静下来，对发生的事情轻描淡写。你信不信，这两种做法同样糟糕。诚然，孩子要是摔了一跤或者被什么东西吓到了，家长淡化处理能减轻孩子的情绪压力，帮助孩子平静下来。但是，如果孩子受到的惊吓很严重，他们自己没法儿独自克服，恐惧感就可能缠上他们。下面我会介绍两个很简单的策略，帮你的孩子走出这些心理阴影，最重要的是教会他们如何勇敢地面对任何恐惧。

帮助孩子化解创伤经历

回想一下之前章节讲的父母不可不知的大脑基本常识，你应该还记得大脑分为两个半球：左半球偏向理性，右半球偏向直觉，而创伤性的画面往往是在右半球记录下来的。回想一下生活中的某些创伤经历，你会发现这些记忆常常以图像的形式出现。比如，从战场归来的士兵有时会经历闪回，这其实是大脑处理不了的图像闪现。大多数情况下，恐惧会以图像和感觉的形式存在于与直觉和视觉处理更为相关的右脑。如果孩子的创伤经历不严重，他们自己就能理解发生了什么。比如，他们会明白洋娃娃是因为摔到地上才坏掉的。

但是，如果孩子受到的惊吓比较严重，他们可能无法自己处理这段经历，于是就会出现所谓"无端的恐惧"。试想一下，假如一条狗向你的孩子冲过来，不停地叫。虽然狗主人及时控制住了局面，但孩子的脑海里却清晰地留下了两个画面：一是狗扑向他的那一幕，二是自己惊慌失措的感觉。这些画面太过强烈，如果不采取措施，就可能永远刻在孩子的脑海里，让孩子从此对狗产生无端的恐惧。要淡化这些画面，减少它们对孩子大脑的影响，你只需要鼓励孩子说出自己看到的、感受到的。当受惊的孩子开始描述自己的经历时，左脑（负责语言）和右脑就展开了交流。这种简单的方式可以让脑内负责语言逻辑的区域去引导负责视觉情感的区域，帮助孩子走出这段经历。我们把这个过程叫作"整合创伤经历"。孩子可能还会记得那件事，但不会再感到那么焦虑了。他们会把这段不愉快的经历当作过去的一部分，正常地接受它。图 16-1 展示了这个过程是如何进行的。

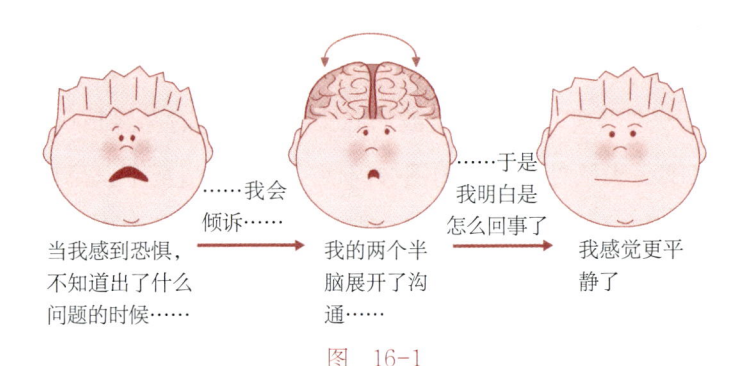

图 16-1

和孩子谈他们的创伤经历，你得先平静下来（哪怕你自己也吓得不轻），营造一个平和的环境。孩子平复下来可能需要挺长时间，得有点儿耐心。谈话可能和你想立刻安慰孩子的第一反应相悖，你得用上"实用工具"部分提到的同理心。通常人的第一反应是想大事化小。毕竟，如果能让孩子相信他们没什么好怕的，你自己也会平静下来。但关键不在于说服你俩任何一方相信这事儿没什么，而是要让孩子的大脑接受这个事实。举个例子：克莱尔放学时哭着跑出来，因为一个高年级的男孩抢了她的玩具，还把她推倒在地上。显然，你得和学校沟通，防止这种事再发生，但与此同时，我们该怎么帮克莱尔克服这次惊吓呢？这里有两种截然不同的处理方式（见表 16-1）。

左边的例子是公园里常见的母子对话。妈妈想要大事化小，走到小女孩身边安慰她，说她很勇敢，告诉她要冷静。在右边的例子里，妈妈花了点儿时间，详细地讨论了发生的事情，分析了孩子右脑中定格的那些画面和感受。她特别问到了对方孩子的动作，专门了解了对方的身高及面部表情。在谈话过程中，妈妈也不时地确认了孩子当时有多害怕。通过这样的对话，小女孩逐渐平静了下来。你看，虽然第二种方法比常规做法要花更多时间，说更多话，但毫无疑问，这是让孩子的大脑感到安全、平静下来的最稳妥的方式。

表 16-1

淡化处理	帮她梳理
母亲：克莱尔，你为什么哭了？ 克莱尔：有高年级男生打我。 母亲：没事的，孩子…… 克莱尔：他把我推倒了。 母亲：这不算什么，你会好起来的。 克莱尔：（还在哭） 母亲：没事了，别哭了。 克莱尔：（还在哭） 母亲：好啦，克莱尔，你已经长大了！ 克莱尔：（还在抽泣） 母亲：你是勇敢的孩子！勇敢的孩子可不哭哦。 克莱尔：（安静下来，低头不语） 母亲：真棒！你看你多勇敢啊！来吧，咱们回家，我给你做奶昔。	母亲：克莱尔，你为什么哭了？ 克莱尔：有高年级男生打我。 母亲：吓到你了吗？ 克莱尔：嗯。 母亲：可不是，他比你高大多了。 克莱尔：（还在哭） 母亲：他怎么你了？ 克莱尔：他把我推倒了。 母亲：推得很重吗？ 克莱尔：（眼泪没那么多了）是呢，用手这么推的。 母亲：用手重重推你了？ 克莱尔：是呢。（她不哭了） 母亲：难怪你会害怕，换我也会。他表情很吓人吗？ 克莱尔：是呢，怒气冲冲的，很吓人。 母亲：是啊，肯定把你吓坏了吧。 克莱尔：是呢。 母亲：现在感觉好点儿了吧？我会和你老师说的，保证那个孩子不会再欺负你了。 克莱尔：那我去玩了。

来看另一个例子。亚当在约翰叔叔家刚看了一部恐怖电影的片段，讲的是一个人被僵尸追着跑，僵尸还伸着手要抓他。那天晚上亚当回到家，约翰叔叔告诉孩子的父亲，亚当吓坏了，他试着让亚当平静下来，但孩子还是很害怕。那天晚上，父亲决定在亚当睡前和他聊聊，咱们来看看，约翰叔叔的处理方式和懂得如何帮孩子化解创伤经历的父亲有何不同（见表16-2）。

表 16-2

约翰叔叔的做法	父亲的做法
亚当：（哭泣）	父亲：约翰叔叔跟我说你刚刚被吓到了？
约翰叔叔：行了，亚当，别怕啦。	亚当：对，我看到僵尸了。
亚当：（还在哭）	父亲：僵尸吓到你了，是不是？
约翰叔叔：僵尸不会对你怎么样的。	亚当：对。（开始哭泣）
亚当：（亚当把脸埋进垫子里）	父亲：难怪，僵尸确实挺吓人的。
约翰叔叔：亚当你看，僵尸那么笨，伤不了你的。	亚当：是啊。
	父亲：它做了什么让你这么害怕？
亚当：（继续埋头哭泣）	亚当：（哭泣）它在追一个人。
约翰叔叔：看，我是僵尸！嗷——	父亲：哇，那肯定把你吓得不轻。
亚当：不看不看！	亚当：是的，它还想抓住那个人。
约翰叔叔：开个玩笑啦。	父亲：那你怎么做的？
亚当：一点都不好笑，我要找妈妈！	亚当：我闭上了眼睛。（他停止了哭泣）
约翰叔叔：行，我们去找妈妈，但你得先冷静下来。要不然，你会把她吓坏的。	父亲：当然，你肯定不想看这么恐怖的东西。
	亚当：是的，太吓人了。
亚当：（亚当慢慢平静下来，脸上还是一副惊恐的样子）	父亲：僵尸长什么样？
	亚当：它浑身都是血，手臂伸得老长。
	父亲：还有别的吗？
	亚当：它还这样张大嘴。其实它看起来有点儿傻。（他笑了）
	父亲：我觉得你现在好多了。我们明天可以再聊聊。行吗？现在该睡觉了，我的小英雄！

和孩子讨论让他们害怕的事情时，要让他们感受到你的温情，要让他们觉得你就在身边，这很重要。孩子得感到和你非常亲密，相信你完全能理解他们，不然他们可能会觉得你在取笑他们。用不着夸张，只要平静地、带着同理心去听，尽力去理解孩子那一刻的感受。接下来的几天，再和孩子一起把这件事回顾两三次，这也特别重要。孩子越是能口头描述

这些画面和感受，这件事就越能被他们接受。相信我，当孩子难过或害怕时，没有什么比和完全理解他们的人谈谈更治愈的了。告诉你个秘密吧，大人也是这样。帮助孩子用全脑去处理那些创伤经历，他们就能成长为自信、勇敢的成年人。

帮助孩子面对恐惧

恐惧是孩子成长过程中很常见的事。即使你尽力避免孩子经历"创伤"，或者像我之前教的那样帮孩子消解这些经历，孩子还是难免会有感到害怕的时候。遇到这种情况，有一个方法可以帮孩子克服童年的恐惧，也能让他们学会如何应对人生中的各种恐惧，那就是教会他们勇敢地直面这些恐惧。

有两种情绪只能通过面对它们来克服：第一种是恐惧，第二种是羞耻。它们实际上是相同的。如果你曾经从自行车、马或摩托车上摔下来，就会知道克服恐惧的唯一方法就是重新骑上去。恐惧有两种类型：本能的和后天习得的。本能的恐惧是自然出现在孩子身上的，没有任何导致恐惧的过往经历：大多数人天生就怕蛇。同样，许多孩子可能会害怕触碰狗、进入泳池或待在黑暗中。后天习得的恐惧是由过往经历决定的，导致我们在类似情况下感到恐惧：孩子从树上掉下来，可能会变得恐高；被大孩子在公园里扔沙子，可能会对走来的陌生孩子都产生恐惧。

面对受惊的孩子，很多妈妈会用拥抱来安慰他们，表达理解，让孩子感觉到妈妈能保护他们免受一切伤害。孩子感到安全和被保护固然重要，每个妈妈都会尽力让孩子知道，在妈妈的怀抱里他们是安全的，但仅仅满足于这种暂时的保护是不够的。虽然很多妈妈和孩子都希望这样，但现实中，妈妈不可能永远保护孩子。在安慰孩子的同时，父母有时也会采取更直接的应对方式，鼓励孩子面对恐惧，却没意识到孩子可能会产生待宰羔羊的感觉。一味地保护孩子会让孩子缺乏自信，倾向于逃避困难或者需要勇气的事。鼓励孩子直面恐惧虽然看起来不错，但孩子的恐惧往往会加重，所以这种强硬的方法也不推荐。就像其他很多事情一样，找到中间的平衡点，似乎是一种更有效的策略。

毫无疑问，帮助孩子克服恐惧是很有必要的。为此，我建议分7个步骤来处理，从恐惧到建立信任，同时运用我在前几章介绍的一些方法。我们会通过一个实际例子来说明这7个步骤，帮助你更好地理解和记忆这个方法。索妮娅4岁，她喜欢走平衡木，也喜欢爬高。有一次，她从一块架在高处的木板上走过，一不留神摔了下来。虽然木板并不算高（太高了你也不会让她上去），但从她的表情可以看出她吓坏了，紧张地说以后再也不爬高了。接下来，我们就来看看索妮娅是如何在妈妈的帮助下克服这种"习得性"恐惧的（见表16-3）。

表 16-3

（1）用同理心安抚只想逃避的情绪脑。这可能需要一点儿时间	妈　妈：（把她抱在怀里）刚才吓坏了吧！ 索妮娅：（哭泣）是呢！ 妈　妈：当然，你摔下来了，肯定很害怕。 索妮娅：（哭泣声小了）是的！ （妈妈继续用同理心安抚孩子，直到孩子平静下来）
（2）确认孩子的恐惧，讨论直面恐惧的重要性	妈　妈：我明白，你跟我说过你不想再上去了，是吧？ 索妮娅：嗯。 妈　妈：对，但咱们再试一次很重要，这样你以后就不会再害怕了。 索妮娅：我不想去。
（3）用合作的态度和她沟通，让她明白你们是一起克服恐惧	妈　妈：我知道，我理解你，咱们一起试试吧。 索妮娅：我害怕。 妈　妈：妈妈会在旁边帮你，咱们一起来，我会抓住你的手。
（4）试着对你们共同希望实现的结果达成共识	妈　妈：咱们一起试试看，只往上走一小段。 索妮娅：但是我害怕。 妈　妈：咱们试试看，你先走两步，我会一直抓着你的手，怎么样？
（5）等孩子准备好了再行动，不要逼她，也不要强迫	索妮娅：好吧，但是你得抓着我的手。 妈　妈：我会紧紧抓着你的，来，握住我的手。来，迈出第一步。
（6）问问孩子有多满足、多开心，并赞赏她克服恐惧的勇气	妈　妈：真棒！你自己做到了！我只是在旁边辅助你。你现在感觉怎么样？ 索妮娅：我感觉自己很勇敢！ 妈　妈：是的，你看起来对自己很满意。 索妮娅：是的，我想再试一次，这次我想走得更远一点儿。
（7）换个时间，换个场景，再试一次，让孩子学会在不同情况下也能用同样的方法来应对	

要记住，这 7 个步骤得慢慢来。毕竟，花点儿时间换来孩子一生的安心，不是很划算吗？让孩子冷静下来这个过程可能最花时间。但用那三五分钟来和他们的情感世界建立联系，是开启勇气大门的关键。另外还得注意，就像第五步里说的，任何时候都别逼孩子，不能生拉硬拽，可以拉着他们的手在旁边陪伴，但必须得是孩子自己决定迈步，或者允许我们循循善诱才行，否则只会引起他们的逃避反应，而那正是我们要帮孩子克服的。

牢记在心

父母如果掌握了方法，帮助孩子预防和克服恐惧其实并不复杂。你只需要花些时间和孩子好好谈谈，对他们的感受给予尊重和理解，给他们平复情绪的时间，以及面对恐惧、获得勇气所需的支持。陪伴和保护一个感到恐惧的孩子是一种本能，但别忘了，你可以选择陪他们逃避，也可以现在陪他们勇敢面对。

科学研究和生活常识都告诉我们，选择陪他们勇敢面对，才是教会孩子克服生活中一切恐惧的正解。

第 17 章

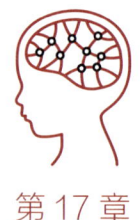

坦诚直率

> 别担心孩子不听你的话……他们一直在看你怎么做。
>
> ——加尔各答的特蕾莎修女[一]

情商高的人通常都有一个共同点，那就是坦诚直率。所谓"坦诚直率"，是指一个人能够以尊重他人的方式，坦率地说出自己的想法。一个坦诚直率的人，既能清楚地表达自己不想要什么，也能清楚地说出自己想要的是什么，而且这种表达方式既清晰明了又饱含尊重（见图 17-1）。

坦诚直率是与人交流的一种方式，它让我们对自己的权益、看法和感受有信心，并且能够带着尊重的态度表达出

[一] 加尔各答的特蕾莎修女：世界著名的天主教慈善工作者，一生致力于消除贫困，于 1979 年获得诺贝尔和平奖。——译者注

来。显然，对于任何想要帮助孩子建立自信、实现目标的父母或老师来说，教会孩子坦诚直率是非常关键的。专家普遍认为，坦诚直率会带来很多好处，能让人更坚定，减少与他人发生冲突的可能，并且在追求目标时更加高效。

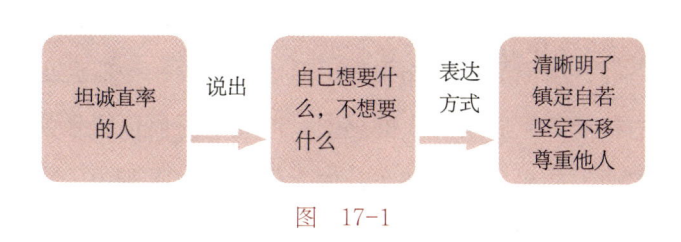

坦诚直率的人 —说出→ 自己想要什么，不想要什么 —表达方式→ 清晰明了 镇定自若 坚定不移 尊重他人

图 17-1

自信的人往往都是坦诚直率的。同样，任何人一旦学会了坦诚直率的沟通方式，不论是对与自己还是与他人的关系都会更有信心。这是因为坦诚直率的人通常焦虑较少，脑内压力激素皮质醇的分泌量也较低。有意思的是，焦虑的人和坦诚直率的人交谈后，会感到放松，皮质醇水平也会下降。因此，坦诚直率的人往往能成为领袖。还有一点你也应该知道，越早教会孩子坦诚直率，孩子的自信心就越强，这是所有专家的共识。接下来，我会告诉你三个关键点，帮助你教孩子学会坦诚直率地沟通。

树立榜样

还记得之前章节提到过的如何激励孩子的行为吗？关键

就是树立榜样，让孩子模仿。得益于大脑的镜像神经元，孩子会学习他们看到的父母的行为。说到坦诚直率，其决定性因素是要让孩子看到父母坦诚直率的表现。如果孩子看到父母在处理小矛盾时既明白事理又尊重人，他们也会养成坦诚直率的表达习惯。有些家长面对他人不够坦诚直率，表现得时而强硬，时而软弱。如果你平时比较强硬，一般会更在乎自己的权益，不顾及邻人的感受，冲突中习惯以粗暴强硬的方式沟通。如果你比较软弱，为人处事则力求避免争执，喜欢保持沉默，说话没底气，不敢维护自己的权利。不管你是哪种，都要知道孩子在看着你。当他们遇到矛盾的时候，很可能就会模仿你的样子，就像学哥哥说脏话一样。所以你要记住，孩子遇到冲突会以你为榜样，是咄咄逼人，还是受了欺负一声不吭，都是由你决定的。

别觉得这是好莱坞电影里才有的情节。孩子是通过与父母的日常互动和对话来学习如何做到坦诚直率的。比如，别的妈妈约你一起去公园，但你不想去；或者有孩子不小心拿走了你孩子的玩具；或者在超市排队时有人插队到你前面。这时候，记住孩子的眼睛是雪亮的。你是反应过激而有失尊重，忍气吞声接受现状，还是坦诚直率地说出自己的想法？我建议你把这章内容牢记在心，尽量表现出坦诚直率的一面，发表意见，表达看法，做自己真正想做的事，既不恐慌也不愠怒，开诚布公又彬彬有礼（见表17-1）。

在日常生活中，要勇于坦诚直率地表达自我。

表 17-1

不要这么做	试着这么说
违背自己的意愿，和别的妈妈一起去公园	"谢谢，但是今天不想去呢。"
允许别的孩子拿走玩具	"你好，小朋友，这个玩具是我们的哦。"
对超市插队的人大喊大叫	"抱歉，我们先排的队。"

虽然在朋友和陌生人面前保持坦诚直率很重要，但更重要的是在家里向孩子展示我们坦诚直率的一面。教会孩子坦诚直率的最大难题是很多父母在孩子面前自己就不够坦诚直率。日常在公园、超市或者和家人朋友在一起时，经常能看到这样的父母。他们会找各种理由、顾左右而言他、大发牢骚，就为了不直面生气的孩子："宝贝，店里的棒棒糖卖完了"，"超市的人说不能在这跑，亲爱的"，"咱们换家公园，你想去的那家关门了"。说实话，这跟过去比已经进步很多了，以前孩子一不听话，家长就会祭出各种妖魔鬼怪吓唬孩子，只不过现在还有不少家长不能跟孩子开诚布公、坦诚相待。前阵子我给一群想提高孩子认知能力的家长上课，一位父亲得意地说，他们让四岁的儿子戒掉了沉迷的电子游戏。我问他是怎么办到的，他说他们告诉儿子网断了，手机和平板都用不了。为了不让孩子发现这是个谎言，他们在儿子面

前两个月没碰手机。而坦诚直率需要更多的诚实和勇气。

我们如果对孩子说谎，孩子也就学会了说谎，学会了隐瞒一些事情，不敢相信自己的判断，也不敢公开表态。坦诚直率的人不说谎，他们会直抒胸臆，表达自己的想法和决定，喜欢用"我想""我感觉""我觉得""我不想""我不认为"之类的表达（见表17-2）。确实，直接否决孩子的欲望，告诉他"我不想让你吃糖"，这可能比编个故事来说服他们要难一些。可能最开始几次孩子会怒气冲冲、愤愤不平（特别是如果你以前不习惯明确设限），但是，如果你坦诚直率地对待孩子，不编故事也不欺骗，就会取得两方面非常宝贵的胜利。首先，你教会了孩子坦诚直率。其次，你赢得了孩子的尊重，这或许更重要。我想不出有什么比孩子尊敬父母和老师更有价值的教育工具了。尊重会让孩子愿意接受你的引导，仰慕你，信赖你。这不仅有助于教育他们，还对亲子关系的建立和维系起到了决定性的作用。

试着在亲子关系中更坦诚直率一点儿吧。

表 17-2

不要说……	试着说……
"这是不允许的。"	"我不想让你这么做。"
"没有糖了。"	"我不想让你吃糖。"
"你必须把东西都吃了。"	"我希望你把东西都吃完。"
"网络不能用了。"	"我不想让你上网。"
"爸爸现在不能玩。"	"我现在不想这样，亲爱的。"
"那个叔叔说，你不可以跑。"	"我不想让你在这里跑。"

尊重并维护孩子的权利

培养坦诚直率性格的课程都强调一点：让参与者明白自己作为一个人有哪些权利。不够坦诚直率的人，要么担心被别人踩在脚下而变得好斗，要么不确定自己能要求什么而显得消极。无论哪种情况，清楚自己的权利都能让我们对自己的言辞、想法和感受更有自信，不卑不亢地表达自己的观点。接下来，你将了解到每个人天生就拥有的基本权利。如果你能坚持这些权利，并教导你的孩子从小就了解并尊重这些权利，你就等于在无形中帮助他们建立起了自尊和自信。这些权利，是我们作为父母应该在家中教给孩子的。

获得尊重和尊严的权利

不要贬低孩子，也别让别人贬低他们，否则他们会认为自己不值得被尊重。

拥有个人感受和观点并表达出来的权利

认真倾听他们的想法，表现出真诚和兴趣。你不必总是按他们说的做，但重要的是尊重和考虑他们的意见，就像你希望他们尊重自己一样。

明确个人需求、进行排序并做出选择的权利

留意孩子的肢体语言和说话内容。孩子知道自己想听哪

个故事；有没有吃饱，想不想继续吃；想不想参与你提议的计划。只要情况允许，就让孩子自己拿主意。

毫不内疚地说"不"的权利

我们每个人都可以有自己的看法，拒绝做某些事情，而不必感到内心有愧。假如孩子某天不想洗澡，考虑一下这件事是不是无关紧要的。让他们自己决定，或者由你来设定限制，但别让他们因此感到内疚，否则他们长大后每次坚持己见时，都会伴随着内疚和愤怒的情绪。

索要心爱之物的权利

我们都有权利去索要自己想要的东西，只是要知道别人也有权接受或拒绝我们的请求。

改变的权利

每个人都有改变想法、品位、兴趣爱好的权利。孩子如果改变了初衷，选择了不一样的东西，我们也应该尊重。

尊重他人权利的同时，对个人物品和身体自决的权利

孩子可以决定是否和朋友交换玩具，要不要用马克笔在脚上画个画，我们要教育孩子，不能让他们做伤害自己的事。但如果两个孩子都同意交换玩具，或者在腿上画一条恐龙，又有什么问题呢？在我看来，一点儿问题都没有。

犯错的权利

人非圣贤，孰能无过。你我都会犯错，孩子自然也不例外。要让他们明白，犯错是正常的。

成功的权利

看到自己的儿子跑得快、跳得高、书读得好，而他的兄弟、邻居还没有开窍，你可能会感到难为情。其实，不用对孩子的优点和成绩视而不见或感到不好意思。每个人都有权利取得成功。别的孩子也有他们的闪光点。如果你不认可儿子的优点，他又怎么会认可自己的优点呢？

休息和独处的权利

孩子和大人一样，有时候也需要一点儿独处的时间，或者在一个安静的环境中休息一下，尤其是当他们累的时候。他们把这看作很自然的事，就像渴了要喝水一样。给他们一些空间，让他们安静一会儿。用不了多久，他们很可能就会想回到小伙伴们中间去了。

接下来是最后一条，也是我最喜欢的一条。

不坦诚直率的权利

每个人都有权决定自己要不要坦诚直率。有时候，我们可能觉得力不从心，周围的人让我们感觉自己不够强大，或者遇到了令人沮丧的事情，表现得比平时更咄咄逼人，这其实没关系。情况不同，人也各异，要时刻尊重孩子不想坦诚直率的权利。在集中营里，保持低调可能是生存的最佳策略。面对欺负，有时候反击是势在必行的；但当一个人感到焦虑时，学会避免不必要的争执，不每件事都去争个高低，也是一种明智的选择。虽然通常来说，坦诚直率都是最好的选择，但生活中并不是所有情况都是如此。不要限制孩子表达自我的方式，让他们知道，根据不同的情况，可以选择不同的应对策略。孩子还小，有时候感到害怕是正常的。要尊重他们，不必要求他们总是表现得坦诚直率。

让孩子敢于表达

教会孩子坦诚直率的第三个关键点，是当他们想说却说不出口时，帮他们说出心里话。在团体治疗的学习中，我们首先要学会关注那些在团队中沉默不语的人。当讨论到一些情感上比较复杂的问题时，往往最想表达的人，却选择了沉默。孩子也会有这样的时刻。我想和你分享一个我们家的小故事，这个故事很好地说明了为那些沉默的孩子发声有多重要。我们的小女儿出生后没几个月，我和太太都感到非常疲惫。我们的大儿子迭戈还不满四岁，而他的两个妹妹一个一岁半，一个才两个月大。每晚两个小的都要醒来好几次，要么要吃奶，要么要喂奶瓶，而我们在四年里连续经历了三次怀孕、三次生产，还要照顾三个孩子，可以说是疲态尽显。我记得当时孩子的哭声开始让我感到前所未有的烦恼，而我妻子也在这四年里头第一次失去了耐心。在这种情境下，大家都容易心烦意乱，我们也不例外，争吵变得比平常更频繁。一个星期天的早晨，我们开车去孩子祖父母家，不知怎的，我和妻子就吵了起来。我也记不清是为了什么，可能也不是什么大事。我只记得我们为了一些小事互相指责，说了些不愉快的话，这些都反映了我俩内在的压力。正吵得不可开交，我从后视镜瞥见迭戈坐在儿童座椅上，一声不吭，眼睛盯着地面。那一刻我意识到，这对他来说并不公平，让他很不开心。我本可以说"别担心，迭戈，爸爸妈妈不会再吵架了"，但我知道这可能做不到，因为所有的父母都会时不时地爆发口角。所以，我决定给他一个机会，让他说出自己真实的感受。

我：宝贝，你现在感觉怎么样？
迭戈：感觉不太好。

我：是不是因为爸爸妈妈吵得太凶了？
迭戈：是，我有点儿害怕。

我：你是不是觉得有话说不出口？
迭戈：对。

我：要是让你开口说，你想说什么呢，迭戈？

迭戈：(声音小小的)我想说，你们别吵了。

我：真的吗？我觉得你做得很棒。你就应该把心里话讲出来，尤其是当你遇到不喜欢或者让你不舒服的事情时。你知道我怎么想吗？我觉得你应该大声说出来，我会帮你的。

迭戈：别吵了。

我：声音再大点儿！

迭戈：别吵了！

我：再大点儿声！

迭戈：别吵了！

迭戈笑了，又高兴了起来，能教会大儿子怎么想就怎么说，不再害怕表达自己，作为父亲我感到前所未有的骄傲。时间慢慢过去，我和我太太吵架的次数少多了，就算偶尔有争执，迭戈也总是提醒我们别吵了。有时候我们会听他的，有时候可能没听进去，但我们心里都挺踏实的，再也没看到过他像那天那样，坐在椅子上，满脸难过，不敢出声。做父母，我们不可能总是对的。就像丹尼尔·西格尔（Daniel Siegel）和蒂娜·布赖森（Tina Bryson）在他们的书《全脑教养法》(*The Whole-Brain Child*)里说的，没有完美的

"超级爸妈"。我们都会生气，会吵架，会有错的时候，但如果我们教会孩子打破沉默，说出心里话，就能帮他们变成坦诚直率的人，知道怎么表达自己的感受，怎么去争取自己想要的东西。这样，我们就知道，即便遇到有点儿吓人的环境，他们也能勇敢地站出来保护自己。

牢记在心

坦诚直率对所有孩子来说都是最好的礼物，能让他们毫不胆怯、无所顾忌地说出自己的愿望。从今天起，我建议你对别人，特别是对孩子，要更坦诚一些。心里要时刻想着他们的权利，尊重他们，维护他们，当他们没底气、不知所措的时候，给他们一个发声的机会。这样，孩子就能学会保护自己，去争取自己想要的。

第 18 章

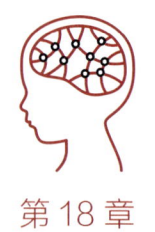

种下幸福的种子

2000 年春，我有幸参加了一个关于儿童抑郁的研讨会，那时我正在美国做神经心理学的实习。这次会议让我得以亲耳聆听心理学界泰斗马丁·塞利格曼博士（Dr. Martin Seligman）的演讲，我们这些学心理学的学生在课堂上都学过他的理论。塞利格曼博士凭借 20 世纪 70 年代末提出的开创性的抑郁症成因理论声名鹊起。会上，他不无担忧地提醒我们，美国儿童抑郁症的诊断数量正在快速增长。他指出，当前的数据已经相当严峻，预计未来几年这一数据还会持续攀升。

在那次引人入胜的讲座中，塞利格曼博士阐述了为何抗挫能力有助于抵御抑郁。另外他指出，与上代人和上上代人相比，如今的孩子很少遇到挫折。互联网刚开始兴起，孩子们却已经习惯了发电子邮件和在线聊天。一些原本能够锻炼孩子抗挫能力的习惯正在慢慢消失，比如等到第二天或者话费更便宜的时段再和同学通话，或者在暑期给朋友写信，等待回信。塞利格曼博士称，如果父母价值观的丧失、即时满足心态的风行、新技术的发展得不到重视，可能会对孩子的心理健康造成严重影响。几年后，他的预言全部应验了。还没进入青春期的孩子就可以随时和朋友聊天，不必守在电脑跟前，新技术和社交网络变得触手可及。与朋友交流变得像查找足球比赛或了解异性知识一样简单，互联网把一切都变简单了，再不用冒着被拒绝的风险，鼓起勇气跟女孩面对面交谈。有些男孩子在班上沉默寡言，回到家才开始与人交谈，父母对孩子也越来越宽容，越来越放任。

马丁·塞利格曼或许称得上是当今最具影响力的心理学家了。带着对抑郁问题的关注，他开辟了新的研究领域，成为公认的"积极心理学"奠基人，这是一门专注于探索幸福之道的心理学分支。他有一个主要研究方向，就是弄明白人们怎么做才能感到幸福，防止抑郁。经过了十几年的研究，人们现在已经掌握了不少有关幸福的关键要素。积极心理学研究最吸引人的地方在于，所有人都能通过改变某些个人习惯来提升幸福感。日常生活中，通过教授孩子某些价值观和简单的生活习惯，就能帮他们建立起积极的思考方式。准备好纸和笔，接下来你要读到的内容将帮助你和孩子形成乐观的生活态度。

学会承受挫折

孩子要想长大成为快乐的人，就必须学会一样东西：如何战胜挫折。生活里既有许多让人感到满足的大小瞬间，也难免会有令人沮丧的大小挫折。就像我们之前讨论的，父母再怎么保护，也不可能让孩子完全避开受苦或失望的时刻，所以孩子只能学会怎样应对这些挫折。一定要让孩子理解，"不"是个很普通的词，一生中会听到无数次。你可以向他们解释，让他们理解这件事。当他们不知所措的时候，把他们拥到怀里，用你的理解来安慰他们，尤其是要帮助他们认识到，有时候事情就是无法如我们所愿。你可能觉得这些建议还不够深入，想要了解更多帮助孩子应对挫折的方法，这种想法很自然。在关于自我控制的章节里，我会分享更多的技巧和策略，教你如何引导孩子学会管理自己的挫折感。

别总是满足孩子所有的愿望

大量研究显示，财富和幸福之间并没有直接联系。虽然一定的经济条件可以避免饥寒之苦,但基本的生活保障得到满足之后,金钱似乎就不能再增加幸福感了。研究告诉我们,幸福感与收入、社会地位和财产并不相关。确实,买新鞋或新车会让我们感到满足,但这种满足感往往只能持续几分钟或是短短数日。对中彩票大奖的人进行的研究显示,即使一夜暴富成为百万富翁,几个月后他们的幸福感还会回到中奖前的水平。不总是对孩子有求必应,能教会他们三个活得更幸福的人生经验。第一,真正的幸福是用钱买不到的;第二,这世上不可能事事如愿,人们得不到所有想要的东西;第三,幸福感来源于自身的态度以及与他人的关系。

培养孩子的耐心

培养耐心可以从很小的时候开始,在孩子需要喂奶或者出于某些原因感到不舒服的时候。不要急着立刻满足他们,要相信孩子有能力等一等。听到孩子哭也别焦虑,否则只会让他们觉得挫折是一种非常痛苦的经历。要尽快满足他们的需求,但要平静,要有信心,明白小宝宝能忍受一点儿小小的挫折。孩子慢慢长大,你可以通过教导他们尊重限制,尤其是时间上的限制,来帮他们更好地应对挫折。让孩子明白有时候需要忍耐一下,或者等轮到自己才能得到想要的东西,这对他们的大脑有好处。比如,教他们玩新玩具前要先把旧的收好，吃饭前要洗手，画画前要清理桌面，要等到生日或者其他特别的日子才能拿到让他们心满意足的礼物。虽然他们会有些沮丧和不耐烦，但他们也会学着去期待，这是充满幸福感的人的另一个特征。

着眼于积极的一面

老想着自己缺什么，无异于自寻烦恼。不快乐的人总是把注意力放在让自己心烦和难过的事上。快乐的人则不同，他们更愿意关注那些积极的、正面的事。好在我们习惯的关注点是可以训练的。就像牙医会特别留意人们的笑容一样，那是他们的职业习惯。你也可以引导孩子养成积极看待事物的习惯。当孩子因为别的小伙伴有而自己没有的东西感到不满时，一个简单的办法就是转移他们的注意力，让他们想想自己已经拥有的一切，无论是物质的还是精神的。这并不是要否认孩子的感受，你可以怀着同理心倾听他们的话，同时引导他们往好的方面想，告诉他们："人如果总是想着自己缺什么，心里就会难过；多想想自己有什么，就会感到快乐而满足。"

我在家里尝试了一个简单的练习，这个练习是根据一项积极心理学研究得来的，可以教人把注意力放在事物积极的一面。这项研究持续了四周，要求学生每晚写下当天发生在自己身上的三件好事，四周下来，他们的幸福感有了大幅提升。看到研究结果这么有趣，我每晚在给孩子读故事前，也会让他们说说当天发生的两三件开心事。坚持这个小练习，不仅能教孩子凡事关注好的一面，还能了解哪些事是孩子最看重的。说实话，虽然让孩子们回忆一天中最美好的事情并不是他们特别热衷的活动，但作为一个坚持原则的父亲，我把它作为讲故事的前提。我相信这个习惯能够帮助他们培养乐观的思考方式。如果不行，至少在应对他们固执的父亲时，也能锻炼他们的耐心。

教会孩子感恩

研究告诉我们，常说"谢谢"、心怀感激的人，幸福感更强。说"谢谢"的一个好处是，它能帮助我们把注意力放在生活中的好事上。要常说感谢的话，并且告诉孩子，对他人心存感激有多重要。可以在用餐时表达感激之情，感谢我们有食物可吃，享受与家人相聚的宝贵时光。这个小小的习惯能让孩子明白自己有多幸运，感激自己所拥有的一切。

让孩子享受有意义的乐趣

这个点子看似简单，实则意义深远。想想看，那些把时间花在自己喜爱的事情上的人，确实比那些总是忙于自己不喜欢的事情的人更快乐。研究也证实了,那些有爱好并且能够全情投入绘画、运动或烹饪等活动中而忘记时间的人,幸福感要比那些不曾有过这种体验的人强得多。无论是画画、摆弄洋娃娃、搭建模型还是读故事书,当孩子自得其乐的时候,你应该给予他们尊重和鼓励,从幸福感的角度而言,能够让人忘却时间、全身心投入的体验是非常宝贵的(见图 18-1)。

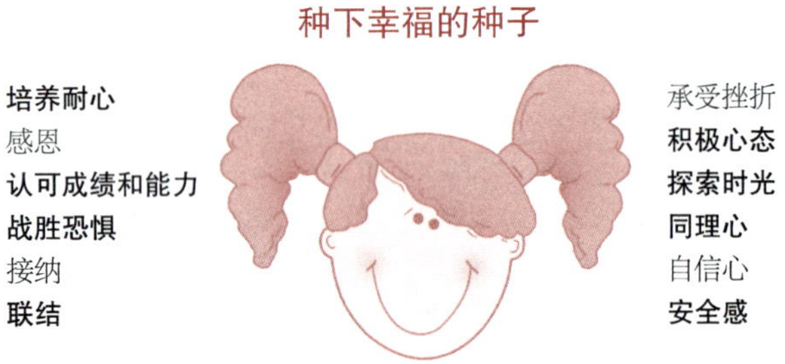

种下幸福的种子

培养耐心	承受挫折
感恩	**积极心态**
认可成绩和能力	探索时光
战胜恐惧	同理心
接纳	自信心
联结	**安全感**

图 18-1

同样地,你可以帮助孩子摆脱他们不喜欢的事,或者那些让他们心情不好的事。有时候,孩子可能会固执地喜欢一个并不友好的朋友。这时,你可以鼓励他们去和那些能让他们开心的孩子一起玩,并且不必觉得有什么不对。要让他们明白,和那些对他们不好的小朋友玩,自己并不会真的开心。学会如何选择朋友,对孩子的情感健康同样重要。

牢记在心

幸福感是性格、安全感、自信的结合，是维护自身权益的能力，也是乐观生活态度的体现。为了帮孩子养成乐观看待问题的习惯，可以教他们对身边发生的小事心怀感激，寻找日常生活中积极的一面，最关键的是培养他们的耐心和抗挫能力。

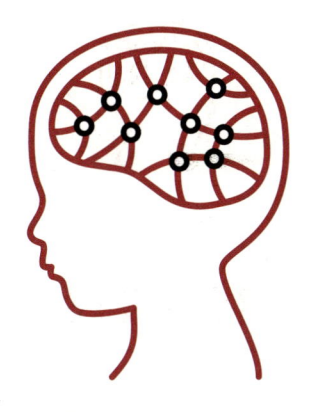

第四部分

提高智商

第 19 章

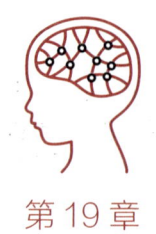

智力发展

玩耍是大脑最喜欢的学习方法。

——黛安娜·阿克曼[一]

智力活动几乎完全受大脑皮质控制，大脑皮质就是大脑的最外层区域，上面有沟回和纹路。前文也提过，孩子的大脑皮质不像大人那样发达，新生儿的大脑表面几乎是光滑的，沟回很少，他们主要靠情绪脑来感知世界。随着孩子慢慢长大，学习新东西，他们大脑里的突触，也就是神经连接，就开始大量增加。这些突触让大脑长到成年人的体量，也形成了那些标志性的褶皱。孩子每学到一点儿新东西（比

[一] 黛安娜·阿克曼：美国自然主义作家、诗人，《纽约时报》畅销书作家，康奈尔大学和哥伦比亚大学文学教授。

如发现一撒手奶嘴就会掉落并发出声音），他们的大脑就会形成新的连接。

孩子身边的世界是智慧脑发展的最好老师。所以对孩子来说，最重要的就是获得在各种环境里探索、和不同人交往的机会。作为父母，我们对孩子智力发展的贡献虽然有限，但仍十分重要，主要负责传授他们语言，教他们了解社会规则和习俗，学习民族文化的实用知识。哪怕是生活在极地的因纽特人⊖，也会教导孩子学习本民族的语言，以及学习如何驾驭雪橇犬，怎样区分捕海豹和捕鲸用的鱼叉。我们传授给孩子的可能和因纽特人截然不同，但大家都在努力教给孩子在各自文化中生存所必需的重要知识。除了教授习俗和知识，父母对孩子智力的成长也有深远的影响，因为我们教给他们的不仅是知识，更重要的是一种思考方式。孩子怎么整理记忆、编故事，怎么规划未来，这些方法都是从父母那儿学来的。所以，父母在孩子智力发展方面的作用是特别宝贵的。

以我的经验来看，孩子大脑潜力的开发和他们与父母的关系大有联系，这一点也不奇怪。对人脑来说，没有什么刺激比另一个人的存在更复杂了——听出说话的语气、捕捉脸上的细微表情、分析句子的语法结构、猜透别人的行为动机，这些都是很有挑战性的事。不过，有些父母可能被那些

⊖ 因纽特人：泛指生活在北极地区的原住民。——译者注

平板电脑和智能手机上的教育软件给误导了，以为它们能更好地刺激孩子的大脑，甚至比亲子之间的深入交谈还要有效。这些父母可能没意识到，人脑比现在所有发明出来的计算机都要复杂、灵活和高效。举个例子，全球数百万孩子都在用的平板电脑，比如 iPad 2，它的运算能力是每秒 170 兆次浮点运算（计算机运算速度的一种度量）。但人脑在同一时间里的运算速度，能达到每秒 22 亿兆次浮点运算，复杂程度是 iPad 2 的 1200 多万倍。如果计算机真的能让智力提高，那么从 2000 年互联网开始普及，尤其是 2010 年智能手机火爆起来之后，照理说我们应该感觉每年都变得更聪明了，但实际上，你可能并没有这种感觉。如果你经常使用这些科技产品，你可能发现自己在等待时更加不耐烦，更容易感到无聊，甚至在公园里坐下来时，如果不看看手机就会感到不安。由此可见，科技对我们的大脑也有一些不好的作用，比如消磨了人们的耐性。你可能还遇到了脖子疼痛、视力减退的问题。如果你希望孩子正在发展的大脑也遭受这些困扰，只需要下载一堆吸引孩子注意力的应用程序，然后把电子设备放在他们容易拿到的地方。我个人认为，不久的将来，这些技术产品在销售时，很可能都会附上一份详细的健康风险和副作用说明书。

　　技术对孩子的大脑可能并没有太多帮助，除此之外我想在这里顺便解释一下我们现在对智力的理解。许多人认为智商（IQ）是衡量智力的标准。IQ 测试起源于 20 世纪初，最初的目的是根据孩子的智力水平进行分类，并对那些需要特别帮助的孩子提供专业指导。但这个系统从一开始就受到诟病，因为它把有特殊需求的孩子从普通教育体系中分离出来。如今，IQ 测试受到的批评更多，因为它无法对所有类型的智力做全面评估，包含的测试内容也与我们现在对"智力"的理解不符。过去，人们普遍认为学识渊博、文化修养高的人是聪明的。现在，许多专家更倾向于看重那些学识不高但心思敏捷的人。原因很简单：一个人哪怕积累了大量的知识，看起来很聪明，但要让他适应新环境，达成个人目标，可能还是很困难。因此，他们可能会被那些反应更快或更擅长把握时机的人超越。

不难发现，智力其实包含很多层面，最贴切的定义可能是"解决新问题和适应环境的能力"，这很好地解释了智力的内涵。不过智商作为一种检测标准，其实与个人的学术成就、社会经济地位和职业发展密切相关。我想表达的是：聪明、机敏或者我们常说的"精明能干"，这些都很重要，但研究也表明，培养思维能力、拓展文化知识同样不可或缺。这一点和其他领域的成长别无二致，平衡发展是最可取的，知识和智力的平衡发展对孩子大有裨益。在我看来，鼓励孩子发展古灵精怪的一面，与生活中方方面面的知识积累同样重要。

解决问题的能力并不是智慧脑唯一可用的工具。我之所以用"工具"这个词，是因为从大脑的角度看，这些能力都只是帮助我们生存下去，让我们实现全面成长的工具而已。应对不同情况、集中注意力、掌握语言、形成记忆、调动视觉能力和执行力……这些都是我们经常忽视的智力技能，却决定了我们的思考方式，对解决问题、制订决策、实现人生目标起着至关重要的作用。视觉能力发展好的孩子，解决问题时直觉会更敏锐。记忆力好的孩子能迅速回忆起类似场景，快速解决问题。细心的孩子能注意到关键细节，并保持专注直到事情做完。语言能力强的孩子能清晰有力地表达自己的观点，而自控力强的孩子懂得等待最佳时机来抓住机会。如果孩子能培养上述全部技能并懂得如何运用，会为他们的人生增添不少优势。在书的最后部分，我们会重点介绍智力发展的重要工具，提供简单实用的策略，帮助孩子成长。这里你不会看到复杂的谜题或练习表。研究已经证明，那些旨在开发儿童智力的电脑程序对孩子的智力发展并没有积极作用，因为它们未能真正模拟孩子学习和成长的过程。

在这一部分，我们会提供一些切实可行的建议，让你在日常生活与沟通交流中愉快地引导孩子去思考、记忆、应对不同情况，从而促进他们大脑的自然发展。我们将集中讨论专家普遍认为是孩子智力发展中最为关键的六个领域。

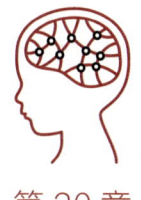

第 20 章

注意力

> 人生成功并不那么依赖于天赋,更多的是依赖于集中精力,坚定追求个人目标。
>
> ——查尔斯·W. 温特

注意力就像是我们与外界沟通的窗口。设想你要挑选一套心仪的房子,参观了三套房子。第一套的客厅挺大,却只有一扇小窗,你得走来走去才能看全外面的景色,而且光线也不足。第二套的客厅有一面巨大的彩色琉璃窗,一开始你很着迷,但那些五颜六色的玻璃片让你看不清外面,分散了你的注意力,也让房间变得昏暗。第三套房子有一面宽大的窗户,可以清晰地看到外面的景色,光线也很充足,让你一进去就想坐下来,要么看看风景,要么在窗边舒舒服服地读会儿书。注意力就像这些窗户,注意力不足的时候,很难全面观察事物，也难以接收外界的信息；注意力分散的时候，很难集中精力充分利用外界的阳光。然而，当我们的注意力集中、心态平静的时候，就能更好地感知周围世界的全部细节，清晰明了地学习外界的知识。

注意力的广度

成年人为了维持注意力的广度和思维的活跃，会学习放松技巧、瑜伽和太极。大公司的企业高管通过正念练习来提高专注力、创造力、决策力和工作效率。然而，许多父母却不断在手机上为孩子下载游戏和其他应用程序，好像希望孩子的注意力时长越来越短一样。为何要让孩子们通过狭隘、短暂、零碎的视角去观察世界？我不太理解这种做法，也许他们认为电子游戏和儿童应用程序能锻炼思维、促进大脑发展吧。这种观点可以说是风靡一时。不过现在我们已经发现手机应用程序、电子游戏和电视节目对大脑的发展有一定负面影响。可能有些人信息滞后，不愿相信你的话，认为有研究表明儿童应用程序能提升决策速度或空间视觉能力。确实有这种研究，但作为专家我要指出，这些研究往往设计得不够严谨，甚至造成误读和误导，充其量只能证明经常玩游戏的孩子会变成熟练玩家。而更多设计周密的研究表明，那些经常接触手机、平板电脑以及其他电脑的孩子，相较于少用电子设备的孩子,更容易焦躁不安,且注意力、记忆力和专注力都更逊色。

注意力的快慢

还有些家长让孩子玩电子游戏,可能是存在揠苗助长的心态。孩子本该学着用铅笔画直线的时候,家长却想让他们学会用平板电脑;孩子本该自由玩耍,构建由巫师和公主组成的奇幻世界的时候,家长却想让他们成为电子游戏里的飞车高手。很多人误以为电子游戏能让孩子变得更机敏,觉得这是促进成长的好方法。但要想提升孩子注意力的速度,就要明白注意力是一种智力,需要循序渐进地培养。孩子一开始只能对一个物体短时间集中注意力,尤其是当这个物体移动或发出声音的时候。之后,孩子能够更长时间地集中注意力,并且更主动,不再需要物体移动、发光或者声音的吸引。再往后,孩子会学会自主控制注意力,能够更安静地自己玩更久。而在这个时候,很多家长开始让孩子使用手机和平板电脑,玩那些需要快速反应的游戏,炸掉天上飞的猪、骑着摩托飞驰、找出屏幕上移动的愤怒的小鸟……依我看,这并不能帮助孩子增加注意力时长,提升控制个人心智的能力,反而是一种阻碍,让孩子又回到了只对声音、运动和光信号产生反应的状态,唯一的不同是物体移动和变化的速度更快了。这就像给一个刚学会走路的孩子一辆摩托车。

注意力的价值

之所以说孩子接触电子产品对大脑发展不利，还有个更深层次的原因。在我们的情绪脑中有个区域，被称为"纹状体"（见图 20-1），它在培养个人兴趣和欲望方面扮演着至关重要的角色。纹状体与注意力密切相关，能通过两个主要因素识别哪些活动或游戏更好。第一个因素是刺激的强烈程度，第二个是获得满足感的速度。越是新颖原创、令人满足、引人注目、即时带来刺激的活动，越能让纹状体着迷。但问题是，纹状体只能装下少数几样心仪的东西，就像热恋中的人一心只想着自己的伴侣一样。所以，孩子若是沉迷于平板电脑、电子游戏，就会对其他所有事情都失去兴趣，比如与父母交流、玩玩具、骑自行车，更别提在课堂上专心听讲和完成作业了。

这些孩子看起来注意力涣散，甚至可能被误诊为注意力障碍，而实际上，他们真正缺少的是对其他事物的兴趣和动力。就像孩子如果习惯了甜食，就会对那些不那么甜的食物（例如在不同文化和时代中都被视为美味的水果）失去兴趣，同样，沉迷于电子游戏的孩子也会逐渐对其他活动失去兴趣。长此以往，问题只会愈演愈烈，能够吸引孩子的纹状体从屏幕和电子游戏上转移注意力的，就只剩下赌博、性之类的强刺激了。

这可能听起来不太舒服，但正如我在本书的开头提到的，大脑并不是按照我们设想、期待的方式运作的，它有自己的运作规律。纹状体这个大脑结构值得密切关注、悉心保护，它在成瘾问题和注意障碍中扮演着关键角色。正如厨师需要磨炼自己的味觉，父母也应该引导孩子体验生活的酸甜苦辣，丰富他们的情感体验。在孩子面对那些连成年人都难以招架的强烈诱惑之前，必须让他们遍历生活的多姿多彩。

纹状体
- 集中精力
- 给事物附加情感价值
- 做决定

纹状体

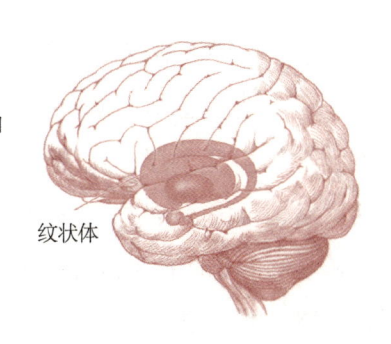

图 20-1

其实，不止我一个人对电子产品持谨慎态度，许多同行和教育专家也建议限制孩子们使用电子设备的时长。也许你会觉得这是我们这些"科学怪人"的偏见，所以我更愿意分享一些现实世界中的例子，那些对技术没有成见的人的例子，他们的故事或许能让你感同身受。2010年，史蒂夫·乔布斯的两个女儿，一个15岁，一个12岁，有记者问他两个女儿最喜欢的iPad应用程序是什么，他回答说："她们没用过iPad，我们家限制孩子使用科技产品。"同样，比尔·盖茨也严格限制孩子使用电子设备，直到他们10岁才允许用电脑上网。即便允许，也会严格限制：工作日每天45分钟，周末每天1小时。乔布斯和盖茨的例子可以说再贴切不过了。这种限制在大型科技公司的高层中并不少见。2011年10月，《纽约时报》刊发了名为"硅谷一所不碰电脑的学校"的文章。在硅谷核心地带的半岛华德福学校，学生们回归了传统的学习方式——那里没有电子白板，也不用键盘做笔记，学生们手上沾着粉笔末，拿着笔在本子上改错题，还会花时间种花、画画、思考问题。这所学校最引人注目之处在于，教室里的学生都是硅谷那些大公司高管的子女，包括苹果、雅虎、谷歌、微软和Facebook公司的高管。这些家长更倾向于让孩子以传统方式学习，他们明白新技术并不利于孩子的大脑发展。

关于孩子过早接触电视、电子游戏、智能手机、平板电脑这类刺激的影响，研究证据已经相当充分了。美国儿科学会建议6岁以下的孩子不要接触屏幕，美国顶尖医疗机构梅奥诊所也建议限制这个年龄段的孩子使用屏幕，以防注意障碍。或许我的看法失之偏颇，但基于我对神经科学和智力发展的了解，我并没有在手机和平板电脑上安装任何儿童应用程序。孩子偶尔用手机浏览我们出去度假、一起做蛋糕的照片，我会陪他们一起看，有时也会和他们一起看音乐视频，学舞蹈动作，但他们从不玩电子游戏。同时我还限制了孩子看电视的时间。我倾向于根据个人直觉来寻找平衡，不会仅仅因为朋友读了杂志上的一篇文章就盲目听从他们的意见，而这与美国儿科学会和梅奥诊所的建议不谋而合。

那些大科技公司的高管们心里有数，美国儿科学会和梅奥诊所也有了定论。你呢，拿定主意了吗？为了打消你的疑虑，说服那些坚持用电子产品给孩子做脑力训练的家长，我准备在后文用一整章的内容，专门介绍适合 0～6 岁孩子的教育软件或应用程序。我会细说它们的好处，点评每一个的特色。你随时都可以安心地用这些和孩子互动，它们都是绝对安全的。

现在你已经清楚了哪些活动可能会干扰孩子注意力的全面发展，接下来我会分享一些简单易行的策略，来辅助孩子的成长。

陪陪孩子

这其实并不难。那些经常由保姆带的孩子，更容易长时间看电视，这可能也是白领家庭的孩子普遍存在注意障碍的原因——父母双方都要长时间外出工作，只能把孩子交给保姆。当然，很多父母出于工作原因，不可能长时间在家，确实需要有人帮忙。对于这些父母，我可以分享一个我自己的小经验：在暑假的两周里，孩子们放假了，而我们还在工作，我会每天上班前把电视插头拔掉。我发现，没有电视的早晨，孩子们笑得更多了，会找些别的事情来做，让时间过得更有意义。少让孩子看电视，多陪陪他们，和他们一起玩耍，帮他们集中精神，这是培养他们注意力的最好方法。

给孩子释放压力的机会

处理事情、集中精力都需要自控力。孩子在学校要遵守课堂纪律，和同学相处，一整天下来，大脑负责自控的脑区可能会疲惫，需要经过休息才能重新发挥作用。最好的休息就是让孩子自由地玩耍。研究显示，在公园自由玩耍、运动的孩子能更好地调节个人精力，这可以显著降低孩子出现注意障碍的风险。每天给孩子一点儿自由玩耍的时间，让他们放松一下吧。

别打扰孩子

专注力好的孩子更能集中注意力。如果你不想孩子被小事分心，就避免成为打扰他们的人。给你个忠告：孩子安安静静地看故事书、全神贯注地玩玩具的时候，应当给予尊重，这是他们专注的时光。孩子和小伙伴们玩耍的时候，也要尊重他们的个人空间。如果你非要参与进去也无不可，但要按照他们的玩法来，不要自己另设规则。还有，无论是一起玩耍还是聊天，尽量别打断，专注于同一个活动，不要话说到一半就换话题，或者玩着玩着就换别的游戏，要尊重孩子的思路。

帮助孩子保持平静的注意力

环境能影响大脑的放松或兴奋状态。你可能会发现，在乡村散步时心情比在喧嚣的城市中要宁静得多。可以通过营造让孩子感到轻松的环境和瞬间，帮他们培养平静的注意力。陪孩子聊天、画画，就可以选在这些平静的瞬间，比如当弟弟睡着了，在你做饭之前或者孩子吃完下午茶之后。如果你要和孩子一起做些需要集中精神的事，比如读故事或做蛋糕，就要尽量避开干扰。可以清理一下工作台，把不需要的东西拿开，把玩具收起来，或者直接关掉电视。也可以放些轻柔放松的音乐，孩子们喜欢古典音乐或爵士乐，只要旋律舒缓都能帮他们集中精力。也可以和孩子做一些正念练习，所谓正念就是全神贯注于当下时刻。可以和孩子一起躺在草地上，观察云彩的流动或者树叶的摇曳；可以坐在公园里闭上眼睛，聆听周围不同的声音；也可以让孩子躺在你的胸口上，听你的心跳和呼吸。我有个孩子之前容易失眠，于是我带他做了个练习。这个练习特别简单，但确实帮他放松了下来，那就是"抓"空气。空气当然不能用手抓，而是用鼻子，唯一的条件是一定要慢，慢慢地吸气让肚子鼓起来，然后再慢慢地呼出去。这样的活动需要孩子专注于当下，有助于培养他们平静的注意力，长大后也能学会如何集中精神和放松身心。

帮助孩子坚持到底

专注就是做事集中精力一气呵成的能力。孩子们容易三分钟热度，做起事来常常半途而废。看到孩子开始分心或者对正在做的事情失去兴趣时，及时帮他们把注意力拉回来。无论是做蛋糕还是捏彩泥，尽量鼓励他们把事情做完。有时候孩子累了或者活动太久，没有办法坚持到底，看到孩子开始走神了，你可以坐到他们旁边，帮他们保持专注。如果孩子真的累了，就约定一个必须完成的节点。一旦孩子做到了，记得表扬他们。关键是要让他们对自己付出的努力感到自豪。

牢记在心

全神贯注是指心无旁骛、保持平静、持续到底的能力。让孩子远离屏幕是保护其注意力正常发展的首要策略。帮助他们保持专注,形成连贯的对话方式,进行练习并营造合适的氛围,这些都能助他们一臂之力。

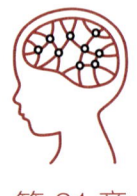

第 21 章

记忆力

如果像讲故事一样教历史,就永远不会忘记。

——鲁德亚德·吉卜林[一]

记忆力好说的是学东西、记东西不费劲。记性好的孩子学东西快,记的细节多,一般也更享受学习过程。对他们而言,学习和探索都是轻松又有趣的事情。我相信每个人都希望自己的孩子或学生能提高学习能力和记忆力。不过,以我的经验来看,很多家长其实并不清楚怎么帮孩子提高记忆力。大多数家长要么没想过这个问题,要么不知道从何下手,或者指望学校能教孩子怎么记东西。但这些方法往往效

[一] 鲁德亚德·吉卜林:英国著名的作家、诗人,1907 年荣获诺贝尔文学奖,代表作有《丛林之书》《如果》《基姆》等。——译者注

果都不太好。我们知道，孩子的记忆力主要是在他们很小的时候形成的，而在这个过程中，家长的作用特别重要。所以，我可以肯定地告诉你，作为家长，在培养孩子的记忆力方面，你的角色非常关键。

帮孩子培养良好的记忆力，能让他们学得更好，记得更牢，成为更出色的学生。拿破仑曾经说过："记性不好的大脑，就像没有士兵的驻地。"这句话不无道理。举个比较贴切的例子，我们知道记忆力在解决问题时特别重要。你现在读这本书，或许也是因为在养孩子方面遇到了一定的难题，回想起之前读一本好书、听听专家的意见给你带来的帮助。说不定在不久的将来，也许就在明天，你就会想起并用上书里的建议，为孩子的教育做出好的决策。不管怎样，好记性都会帮你更有效地解决问题。而且，记忆力也是孩子实现梦想、快乐加倍的关键，后文会提到，记忆力好能增强孩子的自信。

记忆力和其他认知技能一样，虽然有遗传的影响，但大脑的可塑性让它可以通过教育得到提升。记得我10岁那年，学校给全年级120多个孩子做了智力测试，我在记忆测试部分得分最低。但现在，我的工作就是帮助人们提高记忆力，我能够在几分钟内记住20个新学员的名字，还能回忆起大学学过的不少知识。基于我自己的经验和专业实践，我确信，用对方法，记忆力是可以提升的。在这一章，我们会了解孩子的记忆力是如何发展的，我们怎样做能帮他们更高效地学习和记忆，以及如何培养积极的思维习惯。

向孩子讲述生活中的点滴

我们知道，孩子记忆力的发展，很大程度上靠的是母子之间的对话。妈妈跟孩子聊天，常常会说起正在进行的事、刚刚出现的事、当天发生的事，还有前几天的事。为此，妈妈会编些小故事，这些故事既能吸引孩子的注意，也能把事情按顺序讲清楚。我们把这种故事叫作"叙事"，来看看它们是怎么起作用的。

希莉亚和她妈妈在街上遇到了一位女士，给了希莉亚一块糖果。回到家，妈妈就告诉外公，希莉亚今天运气真好，有个和善的女士给了她一块草莓味糖果。两个月后，他们在超市又碰见了那位女士，妈妈问希莉亚："还记得这位阿姨吗？"希莉亚说："记得，她给过我草莓味糖果。"可以说讲故事是人类天性的一部分。无论哪个地方的父母都会给孩子讲故事，每种文化都有自己代代相传的神话传说。多年以来，研究人员一直想弄明白为什么人类这么喜欢编故事。多数科学家认为讲故事是记住过去和想象未来的一种好方法，而且大家都同意，讲述自己的生活和编造虚构故事有助于孩子整理和构建记忆。实际上，孩子们为了记得更牢，会自己编故事。从不到两岁开始，孩子就会讲一些简短的故事，把他们注意到的事情编进去，帮助记忆。比如孩子去了趟动物园，回家后或睡觉前，可能会告诉妈妈："熊跟我挥手了。"孩子自己编的这个小故事，能帮他更清楚地记住那只熊和它挥手的样子。所有父母都能通过和孩子一起回忆他们一起经历的事情——比如生日派对、去看望祖父母或者去超市逛逛——来加强孩子编故事的天性。这样，孩子会学着更清楚、更有条理地记住事情。

形成积极且详尽的交流方式

每位妈妈讲故事的风格都不尽相同，有的细节满满，有的生动形象，有的言简意赅。新西兰奥塔戈大学的伊莱恩·里斯（Elaine Reese）教授，带领研究团队钻研母子对话方式已有二十多年。他们的研究显示，童年时期用一种特定的方式交流能促进孩子进入青春期乃至成年后的记忆和学习能力。这种方式的特点就是妈妈在叙事的时候会非常细致，按时间顺序梳理事件，突出细节，并引导孩子关注那些有趣而积极的时刻。这种交流方式被称作"积极且详尽"的对话风格。虽然研究发现父母的交流方式各有差异，且这些差异是与生俱来的，但也表明任何父母都可以通过实践来形成积极且详尽的对话风格，而这种风格对孩子的记忆发展大有裨益。接下来讲解的就是构成积极且详尽对话风格的核心要素。

注重条理

有序是好记性的关键。比方说，想象有两个抽屉，一个是你的，一个是你爱人的。你的抽屉里，袜子、内衣、各种配饰（比如腰带、手镯、手表）都码放得井井有条。而另一个里面，不成对的袜子、没叠好的内衣、各种杂物混作一团，乱得不行。要是你俩比赛，看谁先找到某双袜子，你觉得谁会赢？显然大家都明白，整齐的抽屉里找东西更快。记忆也是这个道理，记忆越有序，回忆起来就越容易。但孩子的记忆通常没这么有序，他们虽然能记不少东西，但这些记忆往往是零散的。比如，3岁小孩可能记得周末发生的好几件事情，但要他们分清楚哪件事是第一天发生的，哪件是第二天发生的，就有点儿难度。在孩子的记忆里，这些事儿就像是乱七八糟堆在一起的杂物，没有清晰的先后顺序，自然也就不好回忆。所以，我们和孩子聊过去的事时，得讲得有条理，像讲故事那样，一件接一件，环环相扣。这样做，孩子就会逐渐学会按顺序记忆，记忆起来也会更轻松。这个小技巧能帮孩子培养出更灵敏、更高效的记性。

威廉的妈妈注意到，威廉忘记了下午两人一起经历的事情的顺序，咱们看看她是怎么叙事帮孩子回忆的（见图21-1）。威廉只记得看完医生后买了药，其他的就想不起来了。实际上，通过时间线来辅助记忆，孩子不仅能回忆起下午的事件顺序，还可能记起一些原本遗忘的细节。

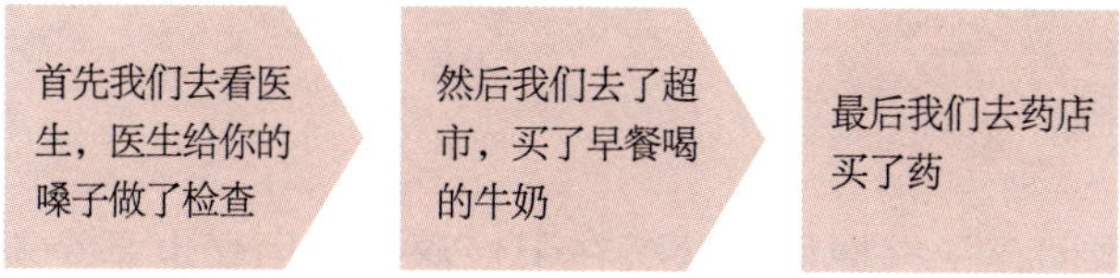

> 首先我们去看医生，医生给你的嗓子做了检查 → 然后我们去了超市，买了早餐喝的牛奶 → 最后我们去药店买了药

图 21-1

清晰定义

当我们讲述当日点滴、假期经历或刚参加的生日派对时，细节的捕捉至关重要。孩子的记忆往往能捕捉到整体概念和感受，却容易忽略细节。他们的记忆力就像一张大渔网，能捕到大鱼，却会让小鱼从网眼中溜走。帮助孩子回忆细节有助于培养更清晰精确的记忆力，也就是人们常说的"过目不忘"。要让讲述的故事更精确，只需要提醒孩子回想一些看似不重要的细节。打个比方，儿子记得在朋友的生日派对上吃了巧克力蛋糕和薯片，你可以这样引导："对，巧克力蛋糕和薯片都是你爱吃的，你还吃了不少面包和橄榄，还记得吗？"又如女儿告诉你她在朋友家玩洋娃娃，你可以这样帮助她回忆细节："索菲，这睡衣的颜色和亚历山

德拉喜欢的洋娃娃的裙子一样,对吧?你还记得那个洋娃娃身上戴了什么小配饰吗?一顶皇冠和一条项链是吗?真棒!"通过关注颜色、形状、物品以及孩子自己或他人的行为,我们可以让记忆更加清晰和具体。

深层触及

帮助孩子挖掘那些深藏在记忆深处的回忆也是个不错的方法。我们的记忆里存储了许多过去经历过但已遗忘的事情,大脑通常难以自行触及这些记忆。通过回顾过去,将最近的事情与更早的事件串联起来,再与更久远的过去联系起来,可以提升记忆的广度和回忆时的敏捷性。举个简单的例子,咱们看看海伦和妈妈是怎么谈论好吃的冰激凌的(见图 21-2)。

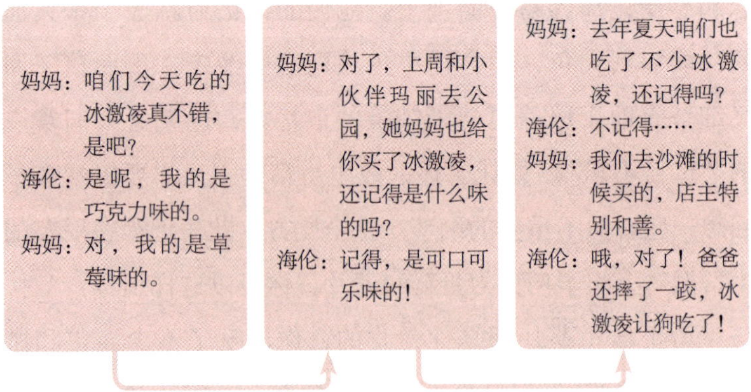

| 妈妈:咱们今天吃的冰激凌真不错,是吧?
海伦:是呢,我的是巧克力味的。
妈妈:对,我的是草莓味的。 | 妈妈:对了,上周和小伙伴玛丽去公园,她妈妈也给你买了冰激凌,还记得是什么味的吗?
海伦:记得,是可口可乐味的! | 妈妈:去年夏天咱们也吃了不少冰激凌,还记得吗?
海伦:不记得……
妈妈:我们去沙滩的时候买的,店主特别和善。
海伦:哦,对了!爸爸还摔了一跤,冰激凌让狗吃了! |

图 21-2

拓展孩子记忆力的一个好方法是每天晚上和他们回顾一下当天的经历，或者回味一下类似情况下发生的趣事，就像上面看到的例子一样。通过这种方式，孩子可以学着更轻松地唤起过往的记忆。

记住积极的事

还记得和朋友第一次度假、和伴侣的第一次旅行、孩子的第一个生日吗？这些瞬间的记忆可能有一个共同点——都是积极的回忆。人的大脑天生就倾向于记住那些快乐的瞬间，遗忘那些不愉快的时光。这让我们心情愉悦，对自己有正面的看法，也增强了自信。当你和孩子回忆起过去的美好时，比如冰激凌的故事，就可以利用这一点。无论是冰激凌的美味，还是爸爸的冰激凌被狗吃掉的趣事，都能帮助孩子更容易地回忆起那些快乐时光。以积极且详尽的交流方式与孩子沟通的妈妈，会更加关注记忆中那些有趣而令人愉快的细节，从而为孩子的记忆力成长助力。

回忆美好时刻对孩子增强自信非常重要。我们生活中那些值得铭记的经历，都储存在大脑皮质后部的楔前叶区域（见图21-3）。无论是孩子还是成人，在决定是否启动一个项目、解决一个问题的时候，大脑都会在这个区域搜索记忆来支持自己的选择。如果孩子能回忆起的都是些积极的经历，他们在面对挑战时就会更乐观、更自信。楔前叶的作用有点儿像我们人生的简历。简历上如果有相关领域的经验，求职者就会更有自信地认为自己是合适的人选。举个例子，假如克莱尔的妈妈帮她回想起，她不仅成功守护过自己的玩具，还学会了自己穿衣服，那么下次遇到类似情况时，这些储存在楔前叶的积极记忆就会给她信心，让她能够自信地应对。

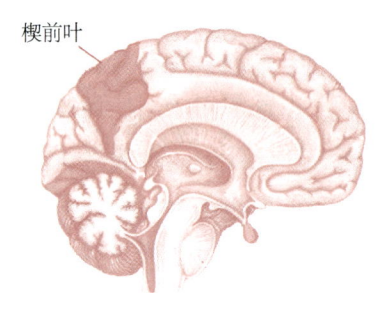

楔前叶
生活中的记忆
- 对成功经历的记忆
- 对失败经历的记忆

图 21-3

记住负面的事

孩子有时会提起一天中遇到的不顺心、不公平的事。这时候，认真倾听他们的经历非常重要。孩子愿意分享这些，是因为这些事对他们来说意义重大，他们想要更好地理解它们。就像我们在讨论左右脑沟通重要性的章节里讨论过的，帮助孩子通过谈话来整合情感体验，对他们来说很关键。另外，孩子需要我们认真对待他们心中的不愉快记忆，因为这些记忆对他们的大脑很重要。试想一下，假如在学校有孩子打了你的孩子，或是抢了他的玩具不还。这不单单是孩子之间的小打小闹，你的孩子还会记住是哪个孩子打了他。换作是我也会记住是谁干的。对错误和危险的记忆正是智慧的体现，能帮我们预防和解决将来可能遇到的问题。

牢记在心

孩子如果记性好，学习起来就会更有乐趣，记忆也更牢固，解决问题更高效，做决策也更明智。你可以通过有条理地和他们一起回顾过去，帮助他们培养更好的记忆力。你还能协助他们回忆那些他们自己记不太清的细节，挖掘那些孩子自己难以回忆起的往事和体验。每天结束时，记得和他们一起回顾那些对他们来说意义重大的时刻，利用他们天生更容易记住快乐的事的特点，同时也关注那些孩子觉得需要倾诉的不愉快的记忆。

第 22 章

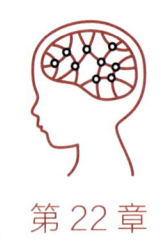

语言能力

> 如果想让孩子聪明，就给他们读童话故事。想让他们更聪明，就读更多的童话故事。
>
> ——阿尔伯特·爱因斯坦

如果说有一种能力，孩子的大脑获得它的方式就像海绵吸水一样，那就是通过语言理解概念、表达观点的能力。不知不觉中，孩子在生命的头几个月里学会了分辨不同的声音，试着理解一个词从哪儿结束，下一个词从哪儿开始，并将这些声音与不同的物体、时刻、情境甚至情感联系起来。虽然孩子的大脑已经用了将近一年的时间来联系声音和意义，但在大人眼里，孩子似乎一下子就能听懂了，像变魔术一样。从孩子听到"妈妈"这个词就能看向妈妈的那一刻起，他们的大脑就开始意识到，自己也能发出声音。每次看到你说话,他们的大脑就在想,自己嘴巴要怎么动,才能发出和你一样的声音。慢慢地,孩子学会了控制嘴唇的位置和力度,终于能清晰地喊出"爸爸"和"妈妈"。从此,孩子的世界里充满了各种各样的说话声、嘈杂声、词汇和意义。到了16岁,他们已经掌握了超过6万个单词,相当于每天都能学会10个新单词。但实际上,在2~5岁这个阶段,他们每天能学会的单词数量更是惊人,达到了50个之多。我们可能很难想象他们是怎么在这么短的时间内学会这么多的,但孩子的大脑就像海绵一样,吸收着每一次对话、每一个语境中的每一个单词。

几千年来,人类代代相传,知识通过语言得以延续。无论医生还是建筑师,无论他们多么才华横溢,若未从先辈那里学习到操作或建造的技巧,都无法胜任工作。科学家们普遍认为,语言是激发人类潜能的关键所在。同样,语言在孩子智力成长的过程中也扮演着举足轻重的角色。正是语言,让孩子们能够汲取知识,并将所学分享给他人。语言,这一伴随我们一生的宝贵工具,无论在学习、交流还是追求梦想的过程中,都发挥着不可替代的作用。当孩子写下给圣诞老人的信、参加考试,或是将来鼓起勇气向心仪的人告白时,语言都是他们实现梦想的桥梁。正因为它具备多样的功能,能够助力我们获取新知、传递思想,所以才成为智力发展的最重要技能。实际上,词汇量的丰富程度是影响智商的最关键变量。

虽然语言的习得在某种程度上可以说是自然而然的，但从大脑的角度来看，它其实是一个相当复杂的过程。每当我们开口说话或解读文字时，大脑都需要协调至少 6 个区域来完成这一任务。这些区域都位于大脑的左半球（见图 22-1），各自负责不同的工作，比如分析声音、区分语音、理解词义、储存词汇、识别书面文字、在词库中寻找单词、构建句子，以及通过嘴唇、舌头和声带的配合来发出清晰的声音。

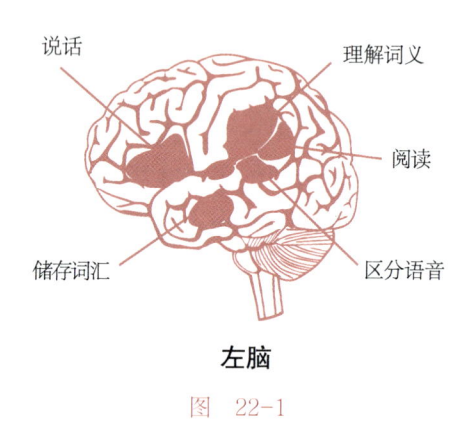

左脑

图 22-1

其实，孩子的大脑虽然会自然而然地吸收词汇和语言规则，但如果没有成人的帮助，这一过程是难以实现的。我们都清楚，对于语言这种复杂的机能而言，其发展受父母的影响是巨大的。父母的日常交流不仅能丰富孩子的词汇量，还能提升孩子的理解能力，帮助孩子更好地组织语言。此外，父母对阅读的积极态度等其他因素，也能让孩子更好地掌握语言这一探索世界的重要工具。接下来，我将分享一些策略，帮助你的孩子发展更加丰富的语言能力。

多跟他们聊聊天

跟孩子多聊天，其实就是给他们提供学习语言的机会。专家们都认为，从孩子很小的时候开始，他们接触的新词汇越多，词汇量就会越大。不过，家长们跟孩子说话的频率可不太一样。就像堪萨斯大学的两位研究人员发现的那样，有的家长每小时能跟孩子说上 300 多个词，而有的家长则能说到 3000 多个词。这个数据很直观。妈妈们通常比爸爸们更早、更多地跟孩子说话。这跟我们一直以来的社会分工有关系。以前男人们出去打猎，得小心翼翼地穿过森林，生怕惊动了动物；而女人们则聚在一起，照看孩子，聊得热火朝天。你去公园看看就知道了，现在还是这样。我每次去公园，都能看到同样的场景：每三四个带孩子的妈妈周围，一般只能看到一个带孩子的爸爸。这可不是我随便说的，是事实。女性在沟通方面的专长，让她们的大脑在进化过程中，负责舌头功能的区域比男性多了大约两亿个神经元。这可能是男性和女性大脑之间最大的不同。如果你是爸爸，那我建议你多观察观察家里女性成员是怎么跟孩子聊天的。

孩子一出生，你就可以开始跟他们聊天了，语气要温和，但说起来要流畅自然。我们这些当爸的，有时候确实不知道该和还不会回应的小宝宝说什么，其实方法有很多。比如，你可以说说房间里有什么，讲讲你在做什么饭，或者你上班时干了什么，甚至可以聊聊足球赛的情况。另外，你也可以暂时停下手头的事情，哪怕是一分钟，跟孩子分享一下你当天的心情。记住，多教孩子一些表达情感的词汇，这对他们将来发展情商有好处。跟孩子说话时，尽量面对他们，让他们能看着你的嘴巴，因为孩子学说话，有很大一部分是通过模仿嘴唇和舌头的动作来完成的。下次你再跟一岁以内的孩子说话时，注意看看他们的眼睛，你会发现他们主要盯着你的嘴巴看，这是他们在本能地学习如何发出那些吸引别人注意的有趣声音。

拓宽孩子的视野

别把沟通局限在小圈子里，这一点也很重要。很多父母在孩子刚出生的头几个月，让孩子就像活在一个泡泡里，孩子的世界只有家里、公园、超市，仅此而已。但其实，孩子喜欢接触不同的环境和人，这对他们的语言学习大有裨益。让他们走出家门，多接触形形色色的大千世界，词汇量自然就上去了。不管是去五金店、去购物还是去银行办事，都可以带上孩子，让他们在现实世界里学习。听听不同人的声音，学学各种口音和发音，这对提高孩子的语言能力甚至学习其他语言都有帮助。再者，扩展孩子的交际圈也能提高孩子对信息的理解能力，增加词汇量。举个最简单的例子，你家用电磁炉，你父母家用煤气灶，差异虽然不大，但让孩子拜访爷爷奶奶，就能让他学到"煤气""火柴""灶台"之类的词。还有，如果你们去别的社区，孩子还能听到"停车位""停车计时器""账单"之类的词。所以与其他人接触是丰富孩子语言的良好途径，每一个接触的人都会拓展孩子的语言世界。

想让孩子学到更多，歌曲和阅读是不错的选择。它们能让孩子从小就开始反复听到新词汇。你可以重温一下你儿时的歌曲，和孩子一起唱唱，或者找些儿童音乐播放列表，在家里或车上播放。这样，孩子就能把歌词记在心上，以愉悦的方式扩大词汇量。

按指令做游戏

这是我时不时会跟孩子一起玩的游戏，他们三个都乐此不疲。每个孩子根据自己的年龄和理解能力来参与。其实，按照指令行动比看上去要难得多。要想服从一个指令，大脑需要启动一套复杂的机制，就和组装一套家具一样。首先，你得理解指令的各个部分。要做到这一点，你就得从记忆中回想起不同的含义。比如说，如果说明书让你把四颗 A 类螺钉插到书架顶层背面的孔里，你的大脑就得经历一个复杂的过程。首先，你得找出 A 类螺钉，并将它们与其他类型的螺钉区分开。然后，你得数出四颗，并把它们和其他的分开，还不能忘记它们的位置。接下来，你要记得根据图示找到书架顶层的背面。只有这样，你才会去拿 A 类螺钉，并把它们拧进木板里。对于 1 岁的孩子来说，仅仅是理解需要把尿布扔进垃圾桶这一行为，就已经不容易了。而对于 5 岁的孩子，要他们明白制作比萨的复杂步骤——先加番茄酱，再撒奶酪，最后放上切碎的配料——其难度，几乎与你组装宜家书架不相上下。

这就是为什么按指令做事是个既复杂又有趣的游戏，能帮孩子提高理解和运用语言的能力。你可能会惊讶地发现，当你和孩子一起布置餐桌、准备书包，或是帮助他们收拾玩具时，按指令做事有多么难。

对一个两岁的孩子来说，"把玩具车放进大箱子里"这么一句话，他们都需要花很大力气去理解并执行。而对于五岁的孩子，像"把牛奶倒进杯子里，放两把勺子在桌上，然后去第二个抽屉找两张餐巾纸"这样的稍微复杂一点儿的指令，对他们来说也是个不小的挑战。除了日常任务练习，你还可以和孩子玩些有趣的游戏，比如给出"跳起来，拍拍手，然后翻个跟头。准备好了吗"这样的指令。不管是玩游戏还是日常生活，你都要根据孩子的实际能力来调整指令的难易程度和长度，并且反复说几遍，直到孩子明白该怎么做。在给孩子指令时，要帮助他们集中注意力，如果发现他们没有完全理解或记住，就再解释一遍。你会发现，孩子的进步速度超乎你的想象。帮助孩子遵循指令，不仅能提升他们的注意力和语言运用能力，还是培养责任感和家务合作能力的绝佳方式。

扩展句子

语言不仅仅是词汇的集合，语法才是我们将词汇组合起来表达各种意思的关键，这也是一个相对较难掌握的技能。语法有个特别有趣的地方，那就是同样的词语，只要组合方式不同，就能表达出完全不同的意思。比如，"瓦莱丽不想吃薯片，因为她生气了"和"瓦莱丽生气了，因为她不想吃薯片"这两句话，意思就大相径庭。前一句中，生气是不想吃薯片的原因；而后一句中，生气则是不想吃薯片的结果。如果瓦莱丽是因为生气而不想吃薯片，那她的姐姐可能会给她一个拥抱来安慰她。但如果瓦莱丽是因为不想吃薯片而生气，那她的姐姐可能就会提出用面包来交换薯片，因为她明白，问题出在薯片上。

要想像瓦莱丽的姐姐那样得出结论，就需要掌握语言的规则，不过，这通常是四五岁的孩子就能做到的。然而，理解语言规则与使用这些规则来构建能够准确表达意图的句子和段落，这两者之间还是有很大差距的。当孩子两岁时，我们可以通过添加形容词或动词来帮助他们丰富表达。比如，如果孩子指着追在鸽子后面的狗说"一只狗"，我们就可以给出一个稍微详细一点儿的回答，里面包含动词、形容词和副词："对！那是一只非常活泼的狗。"随着孩子的成长，添加更多内容、构建复杂短语，可以让孩子的语句表达更加丰富多彩，比如下面这个例子。

加布里埃尔：我看到了一只松鼠。

妈妈：是啊！是一只红色的松鼠，正要爬到树上去收集松果，对吧？

马丁：爸爸的车"毁"了。

爸爸：是啊，你说得对，爸爸的车"坏"了，我们已经把它送进修理厂了。

就像大家看到的那样，爸爸并没有直接指出孩子的错误，只是用正确的方式重新说了一遍。语言习得专家们说，除非孩子经常犯同样的错误，不然的话，不用明确告诉他哪里错了,直接纠正句子就好了,这样最能帮孩子记忆语法,正确使用,还能让孩子在说话的时候更加自信,不会觉得心里没底。

培养孩子对阅读的热爱

有句老话是这么说的:"能读懂这句话,你得感谢老师教得好。"确实,我们在学校里学会了认字读书,但对阅读的热爱这颗种子往往是父母种下的,也是他们细心浇灌的。市面上有很多课程,号称三四岁就能教会孩子阅读。确实,没有哪项研究表明,这么早就学着阅读对孩子有什么好处。不过咱们都知道,那些喜欢阅读、爱书如命的孩子,他们的词汇量更大,更能理解书里的意思,写作也更好,拼写错误还少。还有一条我的编辑经常提到的数据,也很值得玩味。据国际学生能力评估报告(PISA 报告)的最新数据,家里有 200 本以上藏书的孩子,比家里只有不到 10 本书的孩子校园表现要好 25%。所以,2015 年的全球教师奖(教师界的诺贝尔奖)颁给了南希·阿特韦尔老师,也就不奇怪了。她的秘诀就是让孩子爱上阅读,一年下来,她的学生平均能读 40 本书,而其他学校的学生平均只能读 8 本。也就是说她的学生每周都能读完一本新书。在领奖前几天,这位来自美国缅因州的老师在采访中说出了她的成功秘诀:"没什么特别的，就是让孩子选他们最想读的书。"这很简单，不是吗？

亲子共读是一段奇妙的时光。孩子坐在爸爸妈妈的膝盖上，或者依偎在身旁，每天听爸爸妈妈讲故事，慢慢就能识文断字，养成每天阅读的好习惯。咱们要尽量让这段时间变得特别，让孩子选他们想听的故事，要充满激情，把故事里的角色活灵活现地表现出来。我知道，疲劳有时会让我们在这样做时需要更多的努力，而且很多时候，困意可能会悄悄袭来，但一切努力都值得。而且，这短短的阅读时间，也是我们和孩子加深感情、留下美好回忆的好机会。当我们和孩子躺在一起，把他们抱在怀里时，身体的亲密接触和晚安时的吻都能促生催产素，也就是前文提到的爱的激素，它让人感到相互之间紧密相连，踏实心安。读故事还能让人沉浸在回忆的时光里，这也是我最喜欢的。我会趁机引导孩子，让他们养成积极的心态。每天晚上睡觉前，我们都会一起回顾这一天，为他们的记忆增添细节，还会一起找出这一天里两三件让人开心愉悦的事。

牢记在心

语言是一种复杂机能，也是决定孩子在学习生活中成功与否的重要工具。要多跟他们聊聊天，丰富他们的词汇和表达，在不经意间纠正他们的语言错误，还要坚持每天抽点儿时间一起阅读。这样做，不仅能帮助他们掌握语言这一工具，还能让他们越来越喜欢阅读。这会为他们开辟一条探索世界的康庄大道，帮助他们开发智力潜能。在本章节结束之际，我诚挚邀请你去寻找那些经典、独特又有趣的故事，今晚就与孩子共享亲子阅读的温馨时光吧。

第 23 章

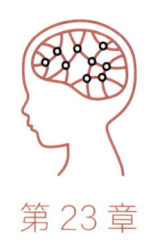

视觉智力

研究表明，90% 的思维错误源于感知错误。

——爱德华·德博诺[一]

空间功能就是认知和诠释形状与空间的能力。比如当孩子央求你画条龙时，你就会用到这种能力。也许这让你回想起了小时候上的画画课，发现这是建筑师、工程师做规划设计时用到的技能，恭喜你答对了。许多家长并不重视孩子的这种感知思维能力，觉得除非孩子将来真的成了建筑师、工程师，否则这种能力在现实生活中毫无用处。正如你现在即将了解的那样，这些家长大错特错了。这种在空间中感知、

[一] 爱德华·德博诺：英国著名心理学家，以其创立的"横向思维"理论和"六顶思考帽"思维训练模式闻名于世。——译者注

诠释、构建图形的能力是孩子智力成长的六大核心要素之一。别看它好像只是设计师、建筑师的专利，其实我们每个人在日常生活的方方面面都在频繁地使用空间技能，只是自己没意识到罢了。比如说孩子做手工、画画的时候，当然需要具备想象空间关系的能力，这个无须多言。除此之外，还有很多其他技能也离不开这种能力。你肯定希望孩子能写出一手漂亮的字，同时不希望他们在学习数学时感到吃力，对吧？然而，如果孩子没有掌握好在脑海中构建空间的能力，那么就连写字时字母的方向、解题时数字的排列，甚至是简单的加法进位，都可能变成他们难以克服的难题。

　　此外，图像思维不仅仅局限于某个学习领域，它还能帮助孩子发展另一种独特的逻辑思维。当我们通过语言进行思考时，思维是沿着语法规则的逻辑路径进行的。但当我们通过图像思考时，就变得更加直观而感性。这种能力让我们在初次见面时就能迅速判断一个人的性格，也能在不清楚解题步骤的情况下找到解决问题的方法，还能让我们在球场上找到最佳传球位置，帮助队友得分。此外，空间技能之所以在孩子的智力发展中占据重要地位，还因为它与社会智力紧密相关，也就是孩子在社交关系中取得成功的能力。每次孩子与人交往时，他们的大脑都会不自觉地分析对方的一举一动、一颦一笑，来揣摩对方说的是真是假，是否别有用意。这是因为我们的大脑并不是直接接受现实，而是要对现实进行解读。比如,你从侧面看丈夫,看不到他的另一边,但大脑会告诉你他整个人都在那儿。同样,我们看车的时候,往往也只能看到一部分,但大脑会迅速补全,让我们发觉这是一辆完整的车。而在解读人脸时,大脑则需要更加努力地工作。大脑会专注于面部的不同特点,比如嘴巴和眼睛的形状,然后基于这些信息来判断对方的情绪和意图(见图23-1)。此时右脑负责将不相干的各种信息拼凑起来,解读出其中的含义,就像孩子用乐高积木搭房子一样。这样,孩子就能分辨出爸爸和叔叔的区别(比如一个留胡子,一个不留),也能看出妈妈是生气了、开玩笑还是认真的(生气时妈妈不会嘴角上扬)。通过插图可以看到孩子在解析他人面部表情时,大脑内部的运行机制。

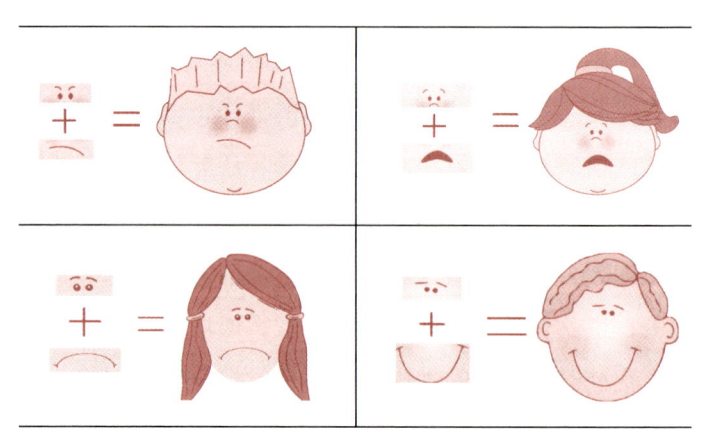

图 23-1

多项针对学龄前儿童的研究显示，采用不同的技巧和策略可以帮助孩子提高理解和把握物体间空间关系的能力，这样他们就能更准确地解读他人的面部表情，同时还能让他们的字迹更加整洁美观。以下是我特别推荐的一些方法。

拼搭游戏

家长要想帮孩子提升空间感知和图形构建能力，拼搭游戏是不可或缺的选择。不管是拼图、乐高还是传统积木，都能让孩子玩得不亦乐乎。当然啦，还有很多其他有趣的游戏和办法，可以锻炼孩子对形状和空间的理解能力。

培养孩子对视觉语言的敏感度

大脑在语言学习上有着很强的可塑性。要帮孩子更好地感知空间，你可以运用丰富的词汇，来描述物体是如何占据周围空间的。比如，用不同形容词描述物体的大小（大、小、高、矮、胖、瘦、粗、细、微小）、形状（弯的、直的、尖的、钝的、圆的、方的、椭圆的）和状态（满的、空的、歪的）。还可以用介词来指出物体与周围空间的关系。比如，不说"我把玩具放这儿"，而是说"我把玩具放在了桌子上"；不说"娃娃收好了"，而是说"娃娃被收到了大衣旁边的柜子里"。

分辨左右

我们的大脑总爱拿自己的身体做参照物。比如,说到"北方",你可能首先想到的是正前方或者头顶上方。要是你能辨别北方在哪儿,可能还会转个身,让自己对着正北方向。要想让孩子学会以自己的身体为基准来辨别方向,首先得教会他们分清左右。转弯时,别说"往这边走",而是说"咱们往右走"。还可以告诉孩子勺子在右边,让他们举起右手。

提升孩子的空间思维能力

想帮孩子提升空间思维能力,最好能教他理解物体间的关系。这其实不难,给孩子穿好衣服去超市买东西的时候,就可以顺便问问他们:"你穿裤子的时候先穿哪条腿呢?""超市离咱们家远还是学校离咱们家远呢?""你觉得这个袋子能装下这个大西瓜吗?""一根香蕉和这四个苹果,哪个占的地方大啊?"

玩画地图、识地图的游戏

不少人可能会觉得,让三四岁的孩子玩画地图、识地图这事儿有点儿不可思议。但其实,孩子们会觉得特别有趣。当然啦，咱们不能一开始就拿张复杂的城市地铁图给孩子。最简单也最好玩的办法，是从画孩子所在房间的平面图开始。先画出地板的轮廓，也就是房间的形状，然后再画上沙发或椅子，就是你们现在坐的位置。接下来，孩子就可以自己指出门、窗户、书架、电视在图片上的位置了。用这种简单的办法，孩子玩着玩着就能学会看平面图了。之后，你们可以换个房间继续玩这个游戏，比如在厨房或者孩子的卧室，慢慢地，你们就能画出整个家的平面图，还有去学校的路线了。如果孩子经常坐公交，在地图上找公交路线也是个不错的办法，能让孩子明白地图上的线其实就是他们每天经过的路。还可以一起看看世界地图，聊聊不同国家的特色，聊聊英国作家写的《彼得·潘》、以法国文化为背景的《美食总动员》、阿拉伯神话《阿拉丁》、美国印第安公主波卡洪塔斯，等等。世界上每个地方都有好多好玩的人物、动物、植物和自然风光，孩子很快就能在地图上找到它们对应的位置了。

应用程序和电子游戏

你可能在报纸上看到过，说电子游戏对培养孩子的视觉感知能力特别有用。各种应用程序提供了形形色色的游戏和谜题，让孩子的大脑得到充分锻炼。但说实话，我没见过哪篇科学文献提到玩电子游戏可以提高孩子的视觉感知能力。有三篇研究指出，玩电子游戏能加快孩子感知、处理视觉信息的速度，但那些都是针对大孩子的，目前还没有证据表明这对小孩子同样有效，反而有证据证明这么做对孩子的成长是不利的。不过，电子游戏对孩子和家长吸引力确实很大，关键是要给六岁以下的孩子选择合适的来玩。在后文第 26 章，我会给出一份清单，里面列出了手机平板上我觉得适合零到六岁孩子的所有电子游戏和其他应用程序，供你随时参考。

扮鬼脸

孩子们特别喜欢扮鬼脸，尤其是当他们以能做滑稽表情和引人发笑为正当理由时。研究显示，识别和理解面部表情有助于提升社会智力。你可以在孩子吃饭或者刷牙的时候，和他们一起玩扮鬼脸的游戏。孩子两岁的时候，你就可以开始教他们扮出快乐、忧伤、生气、惊讶的表情了。慢慢地，可以逐渐引导他们学习更复杂的情绪表达，比如犹豫、无聊、紧张等。别忘了，不管哪个年龄段的孩子，最喜欢扮的就是怪物和搞笑的怪人。

牢记在心

感知是认识世界的大门。具备视觉和空间推理的能力，能让孩子在绘画、书写、数学、理解他人表情、形成直觉等方面更胜一筹。和孩子一起玩耍，引导孩子理解和掌握空间关系，就能让他们掌握这项技能。

第 24 章

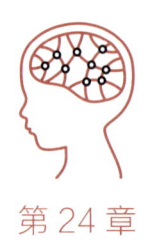

自控力

> 若能克己,便能征服天下。
>
> ——保罗·柯艾略[一]

20世纪60年代,斯坦福大学的心理学家沃尔特·米歇尔(Walter Mischel)设计了一个考验4～6岁孩子自控力的实验。这个实验设计得很简洁:每个孩子坐在桌子前,面前的盘子里放着一块棉花糖。研究人员告诉孩子:"你现在就可以吃了这块棉花糖,但如果你愿意等15分钟不吃,我会再给你一块,这样你就能得到两块棉花糖了。"研究人

[一] 保罗·柯艾略:巴西著名作家,其代表作《牧羊少年奇幻之旅》至少已被翻译成68种语言,全球销量超过6500万册,是历史上一部畅销的葡萄牙语小说。——译者注

员一离开，孩子们就发现这个任务比看起来更难。他们开始变得焦躁不安，有的开始挠头，有的不停抖腿，有的左右摇摆，有的像摇椅一样前后摆动，有的偷看棉花糖，有的则目不转睛地盯着它。几乎所有孩子都会用左手（由更冲动的情绪脑控制）一遍遍触摸糖果，同时用右手（由理性脑控制）捂住眼睛。1/3 左右的孩子凭借强大的自控力战胜了这个挑战。剩下的孩子虽然也尽了力，但还是没能抵抗住诱惑，坚持不了 15 分钟，没拿到第二块棉花糖。

这个实验告诉我们，大脑要自我控制是极其困难的。要做到这一点，前额叶必须完全掌控局面，压制住大脑中那些情感和本能的反应，抵抗住挫败感和饥饿感。为了维持这种控制，前额叶需要消耗很多葡萄糖。前额叶越是努力不去吃棉花糖，它对糖分的需求就越大，这也让棉花糖的吸引力变得越来越大，形成了一场艰苦的拉锯战。尝试过节食或者戒烟的朋友一定深有体会。事实上，无论面对什么挑战，大脑要控制自己都不容易，这是一种需要终身练习的高阶技能。

然而，这项研究最令人瞩目的地方，是实验结束后所发生的事情。大约 15 年后，研究人员联系上了这些孩子的父母——当时孩子们已经长大成人，年龄在 19～21 岁之间。他们收集了大量关于孩子们学业和社交生活的信息。令人惊讶的是，孩子们在实验中忍住不吃棉花糖的时间长短，竟然与他们在学业上的表现紧密相关。那些在学前阶段就展现出更强自控力的孩子，整个学习生涯都取得了优异的成绩。长大后，这些孩子的父母纷纷表示他们责任心强，易于相处，相比之下，那些无法等待的孩子就显得逊色许多。多项研究都重复了这一实验，并得出了相同的结论：孩子的自控力越强，他们的学业和社会适应能力就越好。

执行智能

自控力是"执行智能"的重要组成部分。执行智能是指一系列能力，让我们能够设定目标、制订计划、执行计划并评估结果。就像乐队指挥一样，执行智能负责协调大脑中的各个部分，确保它们在正确的时间发挥各自的作用。大脑的前部，即负责内化规则的部分，也负责培养自控力，帮助我们按照既定规则解决问题，并在需要时让理性思考战胜情绪冲动。这些复杂的机能主要在青春期和成年期得到发展，但从小我们就应该培养自控力、承担责任、总结以往经验、控制自身行为，以此来打下坚实的基础。

就像刚才提到的实验那样，如果一个孩子发展出了良好的执行智能，他就能控制自己，不会一到商店就花光妈妈给的零花钱，而是找到有喜欢的贴纸的商店再花钱。这里再次体现了忍受挫败感、将情绪脑与理性脑相结合的能力，这样的孩子更能满足自己的需求。强大的自控力不仅是预防行为障碍的关键，也是预防和治疗注意障碍的基础。这两个问题的根源都在于控制能力不足，导致孩子无法有效地管理自己的情绪、挫败感和注意力。那么，我们该如何帮助孩子提升自控力呢？每天买一袋棉花糖来练习显然不是个好主意，因为这可能会让孩子摄入过多糖分，而且效果也不佳。下面是一些日常生活中可以帮助孩子培养自控力的策略。

克服挫败感

从孩子小时候开始，你就可以慢慢教会他们如何应对挫败感。要做到这一点，就要让孩子适度地面对一些挑战和不如意。尽量及时响应他们的需求，但不必操之过急。要相信孩子能够忍受一点点的不舒服。比如，当他们需要换尿布、饿了想喝奶、累了要休息时，去满足他们的需求，但不要慌里慌张的，否则孩子就会以为出现不适是一种令人惊慌的现象。孩子烦躁时要帮他们平复情绪，这样他们将来就能学会自己调整心情。抱抱孩子，给他们安全感，保持镇静，和他们说说话，或者轻轻唱首歌。用温和而坚定的声音告诉他们："你会得到你想要的。"同时引导他们把注意力放在其他事情上，以分散对不适的注意力。陪伴在他们身边时，要保持自信和同理心，而不是感到焦虑或内疚。

随着孩子慢慢长大，别忘了给他们定下必须遵守的规矩。家里的日常规则、餐桌礼仪，还有看电视的时间，都能让孩子明白，不是所有想要的东西都能立刻得到。这其实是在教他们，遇到不如意时怎么让自己冷静下来。记住，定规矩的时候，你自己得保持冷静，态度温和。另外，规矩别定得太多，超过了孩子的承受范围可不好。给孩子留点儿自由时间，或者营造稍微宽松点儿的环境，再安排些体育活动，帮他们把多余的精力和情绪发泄到合适的地方去。

协助孩子把控当下

对于孩子来说，像穿衣、收拾玩具这些看似简单的任务，其实也可能挺复杂的。这些任务包含了一系列的小步骤，孩子得按顺序一一完成，这可能会让他们觉得有点儿难。为了帮孩子更好地把控当下，我们可以适当给予一些帮助，比如一步步地指导他们，让他们大声说出自己的计划，或者把复杂的任务拆分成几个简单的步骤来完成。这样，孩子就能更有条理地思考，感觉自己能够掌控局面，而不是被任务压得喘不过气来。举例来说，明天是妈妈的生日，安德鲁想给妈妈做个可口的蛋糕。他知道得找一个大碗，把酸奶、糖和鸡蛋混合均匀，但不知道该从哪里开始。幸好，爸爸在旁边把做蛋糕的过程拆分成了一步步的小任务，安德鲁觉得轻松了不少（见图24-1）。

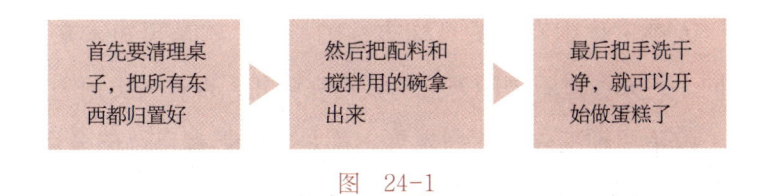

| 首先要清理桌子，把所有东西都归置好 | ▶ | 然后把配料和搅拌用的碗拿出来 | ▶ | 最后把手洗干净，就可以开始做蛋糕了 |

图 24-1

经过这么一解释，安德鲁就明白了该从何下手，也能当好小厨师了。咱们教孩子做事有条理，他们就不会觉得没头没脑，还能学会自我控制，解决难题的能力也会随之提高。这是因为能搞定复杂任务的人，通常都擅长规划，能把难题拆成多个小步骤来实施。想检验这个办法灵不灵，你可以让孩子试着分三步拼个拼图看看（见图24-2）。

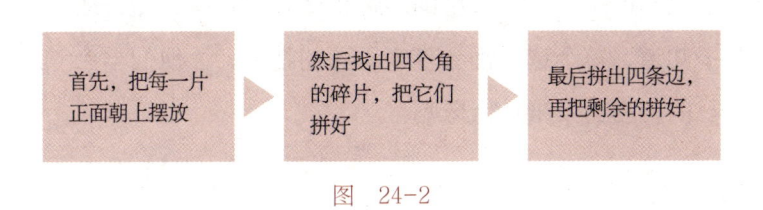

| 首先，把每一片正面朝上摆放 | ▶ | 然后找出四个角的碎片，把它们拼好 | ▶ | 最后拼出四条边，再把剩余的拼好 |

图 24-2

这个办法很管用，不管你是做蛋糕、拼拼图还是设计生日请帖，都适用。先整理好工作环境（准备好），再想想要从哪一步开始（分先后），然后计划好怎么做（规划好），这样孩子就能做好把控，顺利执行自己的想法，实现想要的结果，获得满满的成就感。

掌控未来

人类进化中有个最具标志性的能力,就是预知未来的走向。古人通过看脚印来推测猎物在哪儿,现在人类预测天气、政治周期变化、疾病发展,都是为了把握自己的命运。再往小了说,那些能预见困难、提前存钱、努力工作的人,都能在未来获益,跟那些得到两块棉花糖的孩子一样。教孩子为将来做打算,这是他们每天都要面对的。很多时候其实并不难,只需要跟孩子讲讲自己在干什么,再聊聊明天准备干什么。比如说,茉莉亚的妈妈早上可以对茉莉亚说:"咱们把奶嘴放枕头上,晚上睡觉用。"晚上再提醒:"睡觉前先去个厕所,这样就不会尿床了。"马克的爸爸可以帮孩子整理书包,准备好第二天用的彩色铅笔和零食。另外,还得让孩子知道,每个选择都会带来不同的结果,让他们学会考虑自己的行为会带来什么影响。

适时放松

自控力有个挺微妙的点,就是得知道什么时候该用,什么时候该收。你肯定也同意,有时候自控力太强也会成为障碍,比如和另一半共度浪漫时光或是庆祝加薪的时候。前额叶不光是调用自控力的器官,还负责判断何时应该使用。教孩子自控力是好事,但也得让他们知道,踢球的时候得放开了跑，过生日派对的时候得尽情玩。这就像咱们常说的"平衡原则"：虽然自控力是最能决定孩子学术水平和社交技巧的认知能力，但关键是要明白什么时候该用，什么时候不该用。

在你认为有必要的时候，引导孩子进行自控，能加深他们的理解。逻辑上，在乡村野餐和在餐厅吃饭，孩子的行为肯定不一样。多让孩子接触不同的人和环境，告诉他们不同场合应该遵守哪些规则，这样他们就能明白不同情况下应该自控到何种程度。条件允许的时候，可以放松对孩子的管控，让他们学会松弛。但是放松管控不是让你讲一堆什么能做什么不能做的道理，而是让孩子在不受你监控、不需要向你请示的条件下自主行动。发现孩子有点儿放不开的时候，可以鼓励他们"撒欢儿"或者"疯玩"，让他们想拿多少糖果就拿多少，想怎么生气就怎么生气。但最重要的是，你得自己先放松下来，享受当下，这样才能作用于孩子的镜像神经元，让他们与你同乐。我的孩子一听到我说"疯狂时间到"就会马上进入"撒欢儿"模式，知道我要跟他们一道打破规矩，尽情玩乐了。

牢记在心

自控力是指知道如何驾驭挫折感、延迟满足感，并学会如何安排行动以实现目标的能力。让孩子学着忍受挫败感、培养耐心、细心规划问题的解决方案、思考未来，可以帮他们掌握自控力。要想实现这个目标，平时要给孩子定好明确的规矩，也要时不时让他们放松一下，跳出这些条条框框。

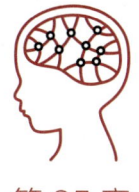

第 25 章

创造力

> 每个孩子生来都是艺术家,难就难在如何在成长过程中保持这份艺术天分。
>
> ——巴勃罗·毕加索[一]

神经科学家深信,人类心智中最宝贵的财富,是其适应与解决新问题的能力,而这两者都离不开创造力。我们常常说,孩子的想象力和创造力是无穷的,但这种创造力却如同珍稀动物般需要保护。如果我们不加以呵护,随着岁月的流逝,这种天赋就会逐渐消失。这不是空穴来风,也不是夸大其词。大量研究表明,与其他认知能力不同,创造力在孩童时期最为旺盛,但随着成长会逐渐减弱。因此,本章的目的

[一] 巴勃罗·毕加索:西班牙画家、雕塑家,西方现代派绘画的主要代表人物之一。其代表作品包括《和平鸽》《格尔尼卡》等。——编者注

不在于阐述孩子的创造力，而是希望告诉你，如何帮助他们保持这份创造力，让他们一生都能享受创造的乐趣。

最近，神经心理学家们对"发散性思维"这一现象挺感兴趣。发散性思维说的是我们看问题能想出不同答案的本事。测试发散性思维有个经典的办法，就是给受试者一块砖，让他想想这块砖都有哪些用途。一般成年人绞尽脑汁能想出 15 种左右，但像儒勒·凡尔纳、可可·香奈儿、史蒂文·斯皮尔伯格这样极具创造力的人能一口气给出 200 多种用途！发散性思维并不等同于创造力，却是创造力中非常重要的一部分。其实，创造力在生活中比想象的还重要，不论是生活、工作、社交还是建立情感联系，都离不开创造力。如今，创造力（即解决新问题的能力）已经成为衡量智力的标准。从这个角度看，有的人可能做事麻利、勤勉负责，但一碰到新问题就不那么灵光了。现在很多家长、老师和公司都更看重前者那种按部就班的思维，但这么一来，可能就耽误了孩子们的前程。爱因斯坦说得好："逻辑能把你从 A 带到 B，但想象力能带你去任何地方。"

肯·罗宾逊（Ken Robinson）爵士作为新教育体系的积极倡导者，提出了一个解释教育体系沿革的理论。现行的教育体系起源于工业革命时期，所以教育模式有点儿类似汽车工厂流水线，每位老师各司其职，目的只有一个：让学生在完成任务时表现更好、效率更高。这种教育模式主要是为了让成年人提高生产力，适应标准，而不是让他们在面对生活挑战时变得更有创造力和适应力。有一项研究为我们提供了有力的证据（见图 25-1），值得家长深思。在这项研究中，研究人员对不同年龄段的成年人和儿童进行了一系列测试，目的是评估他们的发散性思维能力，以及解决新旧问题时的创造性。他们给受试者展示了轮子、夹子之类的物品，让他们尽可能想象更多的用途，同时，还要求他们对社会现实问题给出尽可能多的解决方案。结果不出所料，成年人给出的答案更"正确"，但在数量和创意上却不如孩子。最令人惊讶的是，学龄前儿童的得分竟然几乎是成年人的 50 倍，差距不可谓不悬殊。成年人不可能比 5 岁孩子跑得快 50 倍，不可能在 1 个小时内学会比 5 岁孩子多 50 倍的单词，也不可能在 1 分钟内说出比 5 岁孩子多 50 倍的动物名称，或是比 5 岁孩子的词汇量丰富 50 倍，能有两三倍的差距就已经很不容易了。然而孩子的创造力竟然能达到成年人的 50 倍。

让孩子的创造力从 98% 降到成年人的 2%，部分父母和教育者可以说是"功不可没"。但这种天生的能力是怎样慢慢消失的呢？其实，与其说是消失，倒不如说是被埋没了。正如我在相关讲座中常讲的那样，我认为每个人都极具创造性。

图 25-1

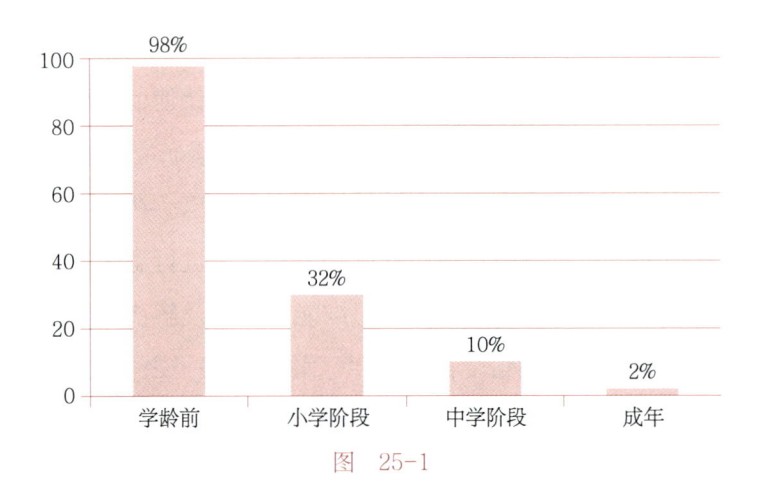

我们只需要进入梦乡，就能尽情释放最狂野的想象力。因为睡眠时的大脑摆脱了限制、规矩和对审查的恐惧。孩子们的想象力之所以比大人强，是因为他们的大脑还没有被审核标准、规范习俗限制。他可以在北极画条龙，旁边画一只飞入太空的猫，再把自己的兄弟画成刺猬，不受任何限制的阻碍。孩子们的想象力可以超越各种条条框框的束缚。然而，随着我们长大成人，大脑的前额叶逐渐融入了各种各样的规范、限制、规则、计划、理念、原型和模式，少儿时期的与生俱来的创造力逐渐消失殆尽。

不过，儿童创造力的下滑不能全归咎于大脑发展。部分父母、老师、学校乃至教育体系都脱不了干系。从小，孩子们就得经历没完没了的纠正、改进、批评、否定、表扬、责备、嘟囔和谴责，这些都让创新变得既麻烦又痛苦。当我们对孩子说"你做得很棒"时，这其实是在告诉他们按部就班就好，不要标新立异。唯有对勇于打破常规的孩子说"真有趣""这主意太棒了"，才是在鼓励他们的想象力。

有一项有趣的研究问一众老师怎么看待学生的创造力，老师们都说创造力挺重要的，但是让这些老师给学生的各种素质排个序，包括听话、聪明、守纪律、爱干净、专注、合群等，他们却都把创造力排到了最后。可能家长们在家里也是更看重其他能力。我觉得咱们在家里和学校都应该放宽要求，改变对孩子的期待，给他们空间发挥创造力，让他们在日常生活中表达自我。今天一早，我五岁的儿子把医生刚给的治支气管炎的吸入器给拆了。我走进厨房，正准备送他到学校然后去上班，看到吸入器被分成了六件，散落在桌上，我愣了一下，心想："这乱糟糟的是怎么回事？"这可能是我小时候我爸妈会对我说的话。或许是因为我正在写这一章吧，我及时改了口，问他："你在研究这个吗？"他开心地看着我说："是啊。"我告诉他："了解事物的工作原理，把它们拆开，这是聪明的表现。不过现在得先放一放，咱们赶时间。等会儿再把它装回去。"结果，我们没有因为拆吸入器的事生气，反而高高兴兴地出了门，还没有迟到。

很明显，有些言辞会扼杀创造力，而有些言辞却能保护创造力（见表 25-1）。同样，也有一些态度和策略能帮助孩子保持创造潜能。下面，我来分享一下专家们认为最重要的几点。

表 25-1

"扼杀"创造力的评论	保护创造力的评论
不要说……	试着说……
• "不是这么做的。"	• "真有趣！"
• "那样不对。"	• "好主意。"
• "你弄错了。"	• "你能教我吗？"
• "试着再做一遍对的。"	• "太棒了！"
• "我来给你演示。"	• "我喜欢。"
• "你弄反了。"	• "你这个办法我特喜欢。"
• "这是错的。"	• "这是你自己想出来的吗？考虑得真周到。"

给孩子提供创意表达的工具

每个有创意的人身边都少不了表达想法的工具，比如摄像机、画笔、打字机等。孩子也一样，需要有展现创意的工具。可以为孩子准备一个创作的小天地，配上纸、彩色铅笔、橡皮泥、乐高积木。再准备一个化妆盒，说不定哪天孩子就想变个妆，玩玩过家家的游戏。关键是孩子得有这样的工具，才能展现出有创意的一面。

给孩子自由

不论是选择游戏、阅读主题，还是画什么、写什么，自由都是最重要的。当然，你一定有自己的想法，觉得孩子画匹马比画个怪兽更有趣，但真正能激发孩子灵感的，是让他们画自己真正想画的，玩自己真正想玩的。前面我们聊过全球教师奖得主南希·阿特韦尔，她的学生一年能读 40 本书，而且挑的都是自己喜欢的。不仅如此，阿特韦尔的学生写得也多，水平也比别的学校的学生高；她的秘诀就是让孩子们每次自选题目，这是一种智慧。你看，给孩子自由，让他们更有学习的动力和表达自己的欲望，这归根到底是一种信任。

这可能是那些给予孩子更多自由、激发他们热情的教育模式的核心优势——比如项目式学习。在这样的模式下，虽然也有课程框架，如同任何教育体系一样，但孩子们享有更大的自主权，可以自行探索信息来源，搜集资料，甚至能根据自己和同学收集的信息，编出一本专属的"教材"。此外，每个孩子都能根据个人兴趣来负责项目中的不同部分，而不是套用一套标准化的学习方案。根据我们现在对大脑学习成长机制的理解，将创意融入教学，设计一个以孩子的兴趣为导向的课程体系，对于现代教育来说无疑是一个巨大的进步。

让孩子体验无聊的时光

无聊感实则是创造力的摇篮。历史上诸多杰出的创意大师，往往就是在百无聊赖之际涌现出天才的灵感。当孩子置身无事可做的状态，不受外物的负累时，大脑便会感到无聊，开始调动想象力去探索新的乐趣。若孩子整日被电视屏幕吸引，或是被各类课外活动塞得满满当当，他们内心那份宝贵的创造力便难以找到释放的出口。那些生活过于充实，鲜有机会感到无聊的孩子，往往难以发展成真正具有创造力的人。

展现你的创意风范

要记得，你是孩子眼中的榜样。在日常生活里，不妨多多展示你的创意。别总拘泥于固定的菜谱，勇敢地在厨房里尝试新花样。辅导孩子功课时，也应灵活运用创意，一起玩耍时，更是要尽情挥洒想象力。你可以自己编故事，而不仅仅局限于阅读他人的作品。面对家庭琐事，比如牛奶喝光了、没有面包做三明治了，可以邀请孩子一起动脑筋，想出新颖的解决办法。在我家里，这已经成为我们最爱的一项亲子游戏。孩子们会开怀大笑，脑洞大开，比如提议用松饼沾沐浴露，或将胡萝卜纵向一分为二做成三明治。这些天马行空的想法，定会让你惊喜连连。有了这种敢于想象的精神，孩子长大以后无论面对什么困难，都能找出实用的好办法。

重视过程而不是结果

家长们常常帮孩子做学校的美术作业，总想做得特别出彩。但要想让孩子保持创造力，关键不在于能不能画好、知不知道答案、问题解决得对不对，而是要让他们动用想象力去思考。

在孩子的一生中，创造力的重要性不亚于其他所有技能的总和。你可以在他们画画、搭积木、发明游戏的时候暗中观察，扪心自问：孩子是否乐在其中？能否想出有趣的点子？是否将这些想法变成了现实，无论是游戏、画画还是搭积木？如果答案是肯定的，他们定会拥有一次收获满满的体验，让想象力得到增强。

不要干涉

要培养孩子的自信，特别是在激发创造力方面，最好的做法往往是放手让孩子自己来。孩子在创造时，就应该让他们在自己的想象世界里自由发挥。专家们都认为家长越少插手越好。同时要避免过度评价。你可以告诉孩子你喜欢哪儿不喜欢哪儿，让他们知道你理解他们的意图，但别简单地用"好"或"坏"来评价他们的画作和成果。要记住，重要的是过程，而不是结果。

下面的例子反映了两位家长如何用截然不同的方式对待孩子的创造力（见表25-2）。丹尼尔的妈妈拼尽全力要让孩子画得更漂亮；萨拉的妈妈则是默不作声地看女儿画完，然后和她讨论这幅画。

表 25-2

干扰孩子的创造力	重视萌生创意的过程
妈　妈：丹尼尔，你在画什么呀，我看看好吗？	萨拉：妈妈，看！我画的！
丹尼尔：好的。	妈妈：我看着呢，你画得真认真！
妈　妈：这是什么呀，蜗牛吗？	萨拉：是的，看看我的画吧！
丹尼尔：是的。	妈妈：哇！画得真棒！
妈　妈：画得不错，蜗牛的触角呢？	萨拉：是吧！
丹尼尔：我正要画呢。	妈妈：这是蜗牛吧？
妈　妈：你看，蜗牛有触角、有眼睛，加起来一共是四个。	萨拉：对。
丹尼尔：好的。	妈妈：它嘴里伸出来的是什么？
妈　妈：它后面还伸着尾巴呢，看到了吗？我帮你画上。	萨拉：獠牙！
丹尼尔：好。	妈妈：天哪！它一定是只厉害的蜗牛！
妈　妈：对了，再画片生菜叶怎么样？蜗牛喜欢吃生菜。	萨拉：是的，它是吸血蜗牛！
丹尼尔：怎么画？	妈妈：好可怕！
妈　妈：看，这样，涂成绿色，我给你画。	萨拉：对，我还画了只会飞的虫。
丹尼尔：……	妈妈：没错！长了翅膀呢！
妈　妈：画得不错吧？	萨拉：是的，翅膀是用来飞的！
丹尼尔：我想去玩了，不想画画了。	妈妈：我喜欢。能把这张画给我吗？我想放在床头。不过有点儿怕倒是真的……
	萨拉：好啊！我还要画点儿别的。

帮孩子建立联系

有创造力的人擅长把看似不搭界的想法串起来，比如像安迪·沃霍尔（Andy Warhol）[一]那样把流行色彩元素融

[一] 安迪·沃霍尔：美国艺术家，波普艺术运动的代表人物，其作品常常探索名人文化、消费主义以及媒体对现代社会的影响。——译者注

入玛丽莲·梦露的照片,或是把肉饼和面包搭配起来做成汉堡,抑或是给飞机上装两个引擎变成载人的客机——这些看似不靠谱的组合,最后效果却出奇地好。孩子们每天都会冒出一堆不着边际的点子,让家长们苦于纠正。比如,小男孩学了点儿俏皮话,可能就会管人叫"穿着尿布的大猩猩""便便先生"或者"长虱子的甲虫"。有些家长会急着告诉孩子,这些话不能说,或者说甲虫不长虱子,因为它们没有毛发。正如我们在"獠牙蜗牛"的例子中看到的那样,孩子们的创意天马行空,有时大人难以立即领悟其中的奥妙。我鼓励你不仅要沉浸于他们的奇妙世界,更要引导他们将看似无关的事物联系起来。比如,当你的女儿穿上条纹雨衣时,可以启发她思考,还有哪些事物也是条纹的。她可能会联想到斑马、人行横道,甚至是犯人的囚服。模仿一声虎啸,或许还能帮她把条纹与老虎联系起来。这个看似无厘头的小游戏,实则暗藏玄机——能从条纹雨衣联想到斑马和水手服,正是最具创意和智慧之人的核心特质。

牢记在心

创造力是一项至关重要的能力,而孩子恰恰是这方面的行家里手。帮他们保持这份天赋吧。你可以简化他们的日程表,让他们暂时远离电视屏幕,留出无聊发呆的空当,从而激发他们发挥想象寻找新乐趣的动力。要鼓励创造性思维，成为孩子的典范，为他们发挥想象力提供空间、机会和工具，最关键的是尊重孩子的创意瞬间，不要过度干预或仅凭成果论英雄。切记，孩子的想象力能引领他们遨游至心之所向的任一角落。

第 26 章

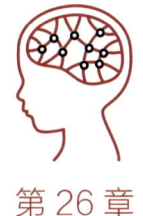

适合 6 岁以下孩子使用的应用程序

"当然,我会给孩子配电脑,但他们得先读书。"

——比尔·盖茨

实在不好意思,很遗憾地告诉大家,我根本没能找到有助于这个年龄段的孩子的智商发展或情商发展的应用程序。

结束语

> 塑造坚强的孩子比改造破碎的成人更容易。
> ——弗雷德里克·道格拉斯[一]

不少读者对上一章的留白深感意外,给出版社发来了大量邮件,询问是否存在印刷错误,甚至为此在网上给出差评。尽管多次再版,我还是坚持让这一页空着。我们在讲注意力的那一章说过,频繁使用电子应用程序会让孩子对更有益于身心发展的活动失去兴趣。另有研究表明,老盯着屏幕的孩子更容易出现注意障碍、行为问题乃至儿童抑郁症。有确凿证据显示,部分儿童会对电子设备上瘾,产生依赖。屏幕无疑已成为现代生活的一部分,理应在儿童生活中占有一席之地,但我认为儿童接触屏幕不宜过早,最好是在他们情

[一] 弗雷德里克·道格拉斯:美国历史上著名的废奴主义者、演说家和作家。他出生时为奴隶,后脱离奴役,对推动美国内战前的废奴运动产生了重大影响。——译者注

感发展更为成熟、自控能力更强之后，也就是 6 岁以后。

现在这一点也澄清了，可以说我们这本书也进入了尾声。讨论孩子的话题总是能让我们找回内心的童真，享受那份纯真的快乐。希望大家结合自身的价值观和生活常识，好好消化书里的内容，谨记平衡之道，用你的智慧去运用它。我最不想看到的，就是有家长把我的每个字都视为金科玉律。我深信且一直试图传达的是：教育孩子成功的秘诀在于放下老一套的办法和死板的教条，要活在当下。以我的经验来看，真正优秀的父母和老师不是墨守成规、执着于原定计划的人，而是能随时洞察孩子的需求，把握日常生活中的教育机会的人。举个实际的例子，在前面的章节中，我曾重点强调过睡前培养孩子阅读习惯的重要性。但如果有一天你真的太累了，没法儿为孩子讲睡前故事，他们还央求个不停。这时候你就要坦诚地告诉他们你有多累。坦诚直率的沟通不仅能为孩子树立自信表达的榜样，还能帮他们培养同理心，学会换位思考，理解疲惫的父母。同时，也让他们学会管理自己的失望情绪。孩子的头脑如同海绵，会抓住一切学习机会，实现全面发展。我鼓励你利用生活中的各种情境，最大限度地发挥你作为教育者的角色，引导孩子成长。

至此我们已经深入探讨了对孩子智力和情感成长尤为关键的若干议题。诸如"自信""责任""坦诚直率""自控"这样的词汇，乍一听似乎与稚嫩的孩童不太搭边。然而事实证明，亲子之间若能以游戏和交流的方式互动，就能在孩子幼年时期为其心智的茁壮成长奠定坚实基础。至于"课外班""作业""处罚""手机"之类的，对于一颗需要在自由、无畏且从容的环境下成长的大脑而言，未免有些不合时宜。为此，父母在这段时期最重要的任务，或许就是不去妨碍、催促或打乱孩子大脑发展的自然进程吧。

书中提到的许多观念并不新奇。长达半个多世纪的心理学研究与教育实践表明，那些对自己的育儿成果最为满意的父母，那些把孩子培养得自力更生、成绩优异、情感丰富、社交能力强的父母，并不是那些非得让孩子上最贵的学校或是把孩子的日程排得满满的人。教育成功的秘诀其实没那么玄，只不过需要家长多下点儿功夫。这些父母深爱着孩子，与孩子之间建立了紧密的联结。他们鼓励孩子独立，帮助孩子克服内心的担忧和恐惧，为孩子树立了明确的行为标准，并经常强化孩子的积极行为。同时，他们也支持孩子在学业和智力上的成长。孩子们会细心观察我们的一举一动，因此，父母如何与他人相处，也会对孩子的发展产生影响。那些与伴侣关系融洽、相互尊重、彼此支持、相互欣赏，并且能够妥善处理情绪和压力的父母，通常会对孩子的情感和智力发展发挥积极的作用。如你所见，这些都是通俗易懂的道理，只要能够尊重并理解孩子、他人和自己，花足够的时间陪伴孩子，那么所有父母都能成功。对孩子的大脑发展而言，最重要的无疑是你的陪伴。

神经科学还揭示了几种切实可行的教育策略，鼓励我们丰富亲子间的交流，培养孩子的耐心和自控力，提升他们的情绪智力。这本书想要传达的主旨就是要帮助孩子加强情绪脑与理性脑的连接。这对我们教育者而言是一种非常高明的策略，我深以为然，遗憾的是，很少有父母和老师真正去实践。使用同理心，协助孩子整合强烈的情感体验，教导他们在做决定时既要考虑理智，也要倾听内心的声音，必要时引导他们的前额叶进行自我控制，这些都能促进情绪智力与理性智力之间的对话。只有当这一对话既流畅又均衡时，孩子才能真正成熟，达到感受、思考与行动的统一，使三者朝着相同的方向迈进。

我们的旅程即将画上句号，我想由衷地感谢你，感谢你陪伴我走过这段路。在这本书里，我倾尽所能，想把我作为父亲、神经心理学家和心理治疗师的所有知识与经验分享给你。这些知识，都是我从比我更有智慧、研究比我更深入的人那里学来的。同时，我也想分享我妻子教给我的那些基于直觉的经验和见解，特别是玩耍、关爱、无私和身体接触在儿童教育中的重要性。我觉得这本书有一半是她的功劳。实际上，你看到的每一条建议都是我深信不疑的，也是我在跟孩子的日常相处中——印证过的。我全心全意地投入到了这本小书的创作中，但我真没想到，经过这么多次的出版和翻译，它能走进世界各地这么多的孩子和家庭的生活。因此，我必须向所有以各种方式分享这本书及其感悟的人致以感谢——不管是向家人推荐，还是向幼儿园、公园里遇到的朋友推荐。感谢那些将此书借与他人、作为礼物赠送、在育儿课堂上推荐，以及在书店或购书网站上留下宝贵意见的读者，万分感谢！你们的慷慨之举，让这本书广为流传。得知这本书帮助了不少家长，让他们在教育孩子时更加从容与安心，让孩子在成长路上少一些争吵和愤怒，拥有更加丰富、亲密且积极的亲子互动，对我而言，既是莫大的喜悦，也是无上的荣耀。

在即将分别的时候，我想再次邀请大家去唤醒自己内心的童真，与内心的那个孩子重新联结。别忘了，孩子的大脑和我们大人的不一样，他们感知和学习的方式自有其独特之处。所以，要想在孩子的成长过程中发挥积极作用，最好的办法就是走进他们的世界，蹲下来，和他们一起纵情玩耍，好好享受这段美好的时光吧！

推荐书目

我深信，这本书里的内容已经足够帮你的孩子实现大脑全面发展了。其实我不太喜欢推荐书单，就像我之前说的，信息过量反而容易让人无所适从，这也正是我想提醒你的。不过，我还是想为你精选几本书，这些书与本书的观点相呼应，并对本书的几个重要议题做了深入探讨。记住，对书中的内容不要盲从，要将所学的教育理念与自身作为父母或老师的经验结合起来。

GONZÁLEZ, Carlos, *Kiss Me! How To Raise Your Children With Love,* London, Pinter & Martin, 2012.

教育、育儿领域的经典之作。阅读这本书，你会明白为什么亲密关系和依恋感是我们能给予孩子最宝贵的礼物。

SIEGEL, Daniel J., and PAYNE BRYSON, Tina, *The Whole-Brain Child,* London, Robinson, 2012.

这是一本简单而又出彩的书，能让你更深入地体会同理心的重要性，了解大脑不同层级在克服恐惧时的运作机制，理解孩子的情绪。

L'ECUYER, Catherine, *The Wonder Approach: Rescuing Children's Innate Desire to Learn,* London, Robinson, 2019.

这是一本特别吸引人的书，讲述了孩子天然的生活节奏，分析了科技与快节奏的生活对孩子大脑的影响。

ROBINSON, Sir Ken, *The Element: How Finding Your Passion Changes Everything*, London, Penguin, 2010.

这本书会让你认识到，在孩子的学习和生活中，动机和创造力是多么重要。

MEDINA, John J., *Brain Rules for Baby: How to Raise a Smart and Happy Child from Zero to Five*, Seattle, Pear Press, 2014.

这是一本资料翔实的书，深入探讨了哪些方法能真正促进孩子的智力发展,哪些则效果不佳。

FABER, Adele, and Mazlish, Elaine, *How to Talk So Kids Will Listen and Listen So Kids Will Talk*, London, Piccadilly Press, 1980.

这是一本充满智慧的书,教给我们如何与孩子沟通、如何教育孩子,让亲子关系更加牢固,而不是出现裂痕。

MELGAREJO, Xavier, *Gracias, Finlandia*, Barcelona, Plataforma Editorial, 2013.

如果你想知道如何在世界最顶尖的教育体系之一中轻松有效地教育孩子,那么这本书绝对值得一读。

儿 童 期

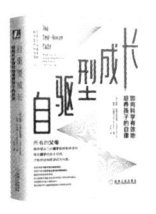

《自驱型成长：如何科学有效地培养孩子的自律》
作者：[美] 威廉·斯蒂克斯鲁德 等　译者：叶壮

樊登读书解读，当代父母的科学教养参考书。所有父母都希望自己的孩子能够取得成功，唯有孩子的自主动机，才能使这种愿望成真

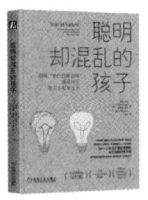

《聪明却混乱的孩子：利用"执行技能训练"提升孩子学习力和专注力》
作者：[美] 佩格·道森 等　译者：王正林

聪明却混乱的孩子缺乏一种关键能力——执行技能，它决定了孩子的学习力、专注力和行动力。通过执行技能训练计划，提升孩子的执行技能，不但可以提高他的学习成绩，还能为其青春期和成年期的独立生活打下良好基础。美国学校心理学家协会终身成就奖得主作品，促进孩子关键期大脑发育，造就聪明又专注的孩子

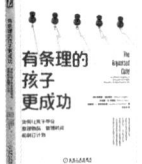

《有条理的孩子更成功：如何让孩子学会整理物品、管理时间和制订计划》
作者：[美] 理查德·加拉格尔　译者：王正林

管好自己的物品和时间，是孩子学业成功的重要影响因素。孩子难以保持整洁有序，并非"懒惰"或"缺乏学生品德"，而是缺乏相应的技能。本书由纽约大学三位儿童临床心理学家共同撰写，主要针对父母，帮助他们成为孩子的培训教练，向孩子传授保持整洁有序的技能

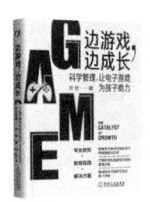

《边游戏，边成长：科学管理，让电子游戏为孩子助力》
作者：叶壮

探索电子游戏可能给孩子带来的成长红利；了解科学实用的电子游戏管理方案；解决因电子游戏引发的亲子冲突；学会选择对孩子有益的优质游戏

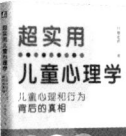

《超实用儿童心理学：儿童心理和行为背后的真相》
作者：托德老师

喜马拉雅爆款教育儿课程精华，包含儿童语言、认知、个性、情绪、行为、社交六大模块，精益父母、老师的实操手册；3年内改变了300万个家庭对儿童心理学的认知；中南大学临床心理学博士、国内知名儿童心理专家托德老师新作

更多>>> 《正念亲子游戏：让孩子更专注、更聪明、更友善的60个游戏》作者：[美] 苏珊·凯瑟·葛凌兰　译者：周玥 朱莉
《正念亲子游戏卡》作者：[美] 苏珊·凯瑟·葛凌兰　译者：周玥 朱莉
《女孩养育指南：心理学家给父母的12条建议》作者：[美] 凯蒂·赫尔利 等　译者：赵菁

青春期

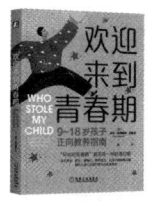

《欢迎来到青春期：9~18岁孩子正向教养指南》
作者：[美] 卡尔·皮克哈特 译者：凌春秀

一份专门为从青春期到成年这段艰难旅程绘制的简明地图；从比较积极正面的角度告诉父母这个时期的重要性、关键性和独特性，为父母提供了青春期4个阶段常见问题的有效解决方法

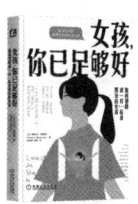

《女孩，你已足够好：如何帮助被"好"标准困住的女孩》
作者：[美] 蕾切尔·西蒙斯 译者：汪幼枫 陈舒

过度的自我苛责正在伤害女孩，她们内心既焦虑又不知所措，永远觉得自己不够好。任何女孩和女孩父母的必读书。让女孩自由活出自己、不被定义

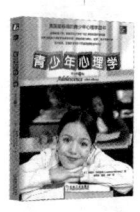

《青少年心理学（原书第10版）》
作者：[美] 劳伦斯·斯坦伯格 译者：梁君英 董策 王宇

本书是研究青少年的心理学名著。在美国有47个州、280多所学校采用该书作为教材，其中包括康奈尔、威斯康星等著名高校。在这本令人信服的教材中，世间闻名的青少年研究专家劳伦斯·斯坦伯格以清晰、易懂的写作风格，展现了对青春期的科学研究

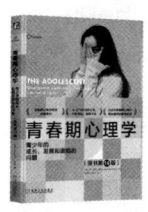

《青春期心理学：青少年的成长、发展和面临的问题（原书第14版）》
作者：[美] 金·盖尔·多金 译者：王晓丽 周晓平

青春期心理学领域经典著作
自1975年出版以来，不断再版，畅销不衰
已成为青春期心理学相关图书的参考标准

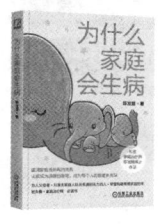

《为什么家庭会生病》
作者：陈发展

知名家庭治疗师陈发展博士作品。

原生家庭

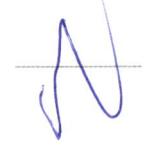

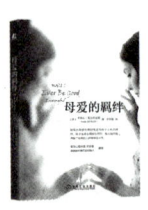

《母爱的羁绊》
作者：[美] 卡瑞尔·麦克布莱德 译者：于玲娜

爱来自父母，令人悲哀的是，伤害也往往来自父母，而这爱与伤害，总会被孩子继承下来。
作者找到一个独特的角度来考察母女关系中复杂的心理状态，读来平实、温暖却又发人深省，书中列举了大量女儿们的心声，令人心生同情。在帮助读者重塑健康人生的同时，还会起到激励作用。

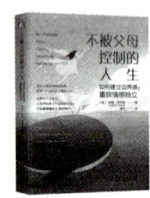

《不被父母控制的人生：如何建立边界感，重获情感独立》
作者：[美] 琳赛·吉布森 译者：姜帆

已经成年的你，却有这样"情感不成熟的父母"吗？他们情绪极其不稳定，控制孩子的生活，逃避自己的责任，拒绝和疏远孩子……
本书帮助你突破父母的情感包围圈，建立边界感，重获情感独立。豆瓣8.8分高评经典作品《不成熟的父母》作者琳赛重磅新作。

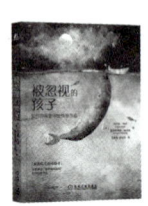

《被忽视的孩子：如何克服童年的情感忽视》
作者：[美] 乔尼丝·韦布 克里斯蒂娜·穆塞洛 译者：王诗溢 李沁芸

"从小吃穿不愁、衣食无忧，我怎么就被父母给忽视了？"美国亚马逊畅销书，深度解读"童年情感忽视"的开创性作品，陪你走出情感真空，与世界重建联结。
本书运用大量案例、练习和技巧，帮助你在自己的生活中看到童年的缺失和伤痕，了解情绪的价值，陪伴你进行自我重建。

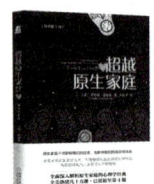

《超越原生家庭（原书第4版）》
作者：[美] 罗纳德·理查森 译者：牛振宇

所以，一切都是童年的错吗？全面深入解析原生家庭的心理学经典，全美热销几十万册，已更新至第4版！
本书的目的是揭示原生家庭内部运作机制，帮助你学会应对原生家庭影响的全新方法，摆脱过去原生家庭遗留的问题，从而让你在新家庭中过得更加幸福快乐，让你的下一代更加健康地生活和成长。

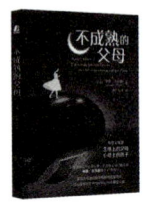

《不成熟的父母》
作者：[美] 琳赛·吉布森 译者：魏宁 况辉

有些父母是生理上的父母，心理上的孩子。不成熟父母问题专家琳赛·吉布森博士提供了丰富的真实案例和实用方法，帮助童年受伤的成年人认清自己生活痛苦的源头，发现自己真实的想法和感受，重建自己的性格、关系和生活；也帮助为人父母者审视自己的教养方法，学做更加成熟的家长，给孩子健康快乐的成长环境。

更多>>>
《拥抱你的内在小孩（珍藏版）》 作者：[美] 罗西·马奇-史密斯
《性格的陷阱：如何修补童年形成的性格缺陷》 作者：[美] 杰弗里·E.杨 珍妮特·S.克罗斯科
《为什么家庭会生病》 作者：陈发展